十大名中药丛书

枸杞子

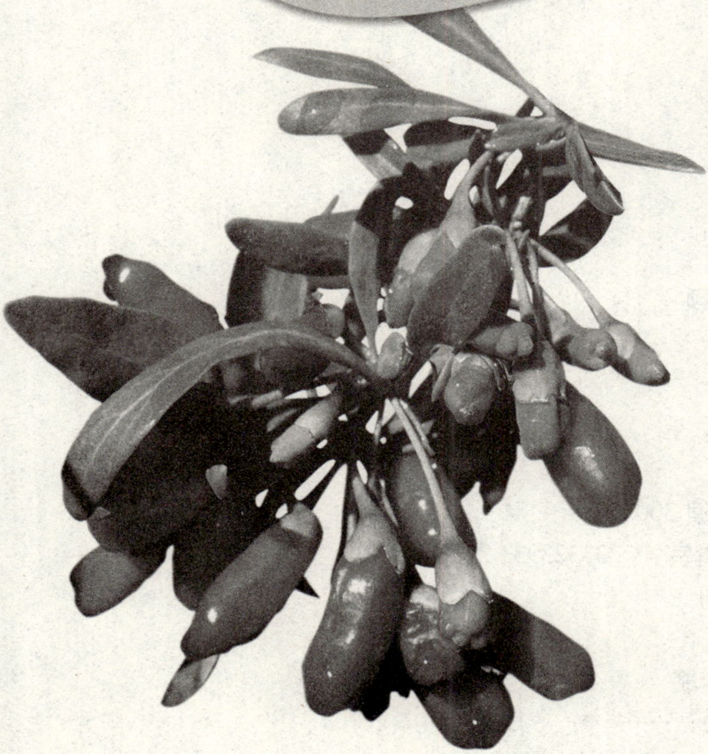

主　编　窦国祥　窦　勇
副主编　申九兰　窦　虹
　　　　胡津丽
编　委　杨　茗　胡素丽
　　　　居文正　沈　沂
　　　　陆　英　马国新

天津科学技术出版社

图书在版编目（CIP）数据

枸杞子/窦国祥，窦勇主编．—天津：天津科学技术出版社，2005
（十大名中药丛书）
ISBN 978－7－5308－3779－5

Ⅰ．枸...　Ⅱ．①窦...②窦...　Ⅲ．枸杞—基本知识　Ⅳ．R282.71

中国版本图书馆 CIP 数据核字（2004）第 084579 号

责任编辑：王　彤　张　颖
责任印制：王　莹

天津科学技术出版社出版
出版人：蔡　颢
天津市西康路 35 号　邮编 300051
电话（022）23332372（编辑室）　23332393（发行部）
网址：www.tjkjcbs.com.cn
新华书店经销
北京龙跃印务有限公司印刷

开本 710×1000　1/16　印张 10　字数 145 000
2011 年 3 月第 2 版第 2 次印刷
定价：18.80 元

前言

枸杞子丹诚映日，猩红似火，珠玉晶莹，艳自玛瑙。著名作家和园艺家周瘦鹃曰："离离朱实莹如玉，好与闺人缀玉钗。"

枸杞子虽无人参之名望，虫草之尊贵，但无论男女老幼、贵贱贫富，识之者众，用之者众，是一味天赐的百姓良药。

撰写此书，参阅诸家文献，总结先祖百年来用"杞"经验和本人行医40余年之心得，初成书稿，抛砖引玉。

本书包含枸杞子的来源和传说、枸杞的栽培、枸杞的分类与品种、枸杞子的鉴别、枸杞子的功效、枸杞子的现代研究、枸杞子的服食方法、常用古今方选、历代食疗方选等9个部分，以及枸杞叶、地骨皮两味附录。精选药方41个，含枸杞之中成药60种，食疗方125例，以及枸杞叶方5个，地骨皮方27个，共258个。对历代医家论述也作择要介招。

期望本书能为读者提供"枸杞"知识，使其更好为大家服务。

本书借鉴安沙舟、项平、苗明三等专家资料，深表谢意。

本书初成，恐有遗误，万望专家、读者不吝指教。

谢谢。

窦国祥

写于南京东南大学医学院

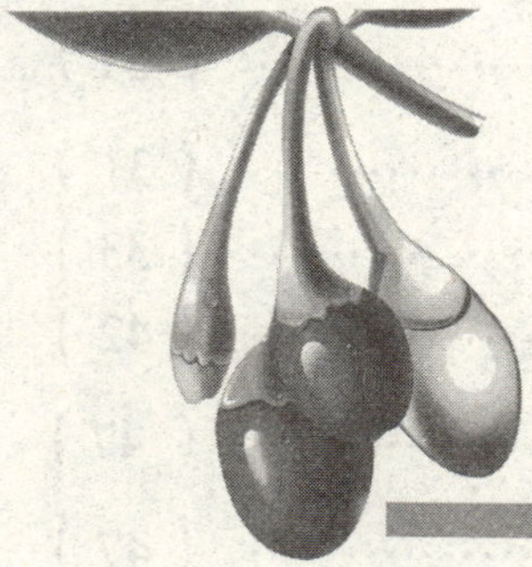

目录

异 名

《诗经》:杞子。

《毛诗传》:枸檵子。

《神农本草经》:枸忌子、地骨子、地节子。

《吴普本草》:羊乳子。

《广雅》:狗奶子、芳杞子、椅乳子、地筋子。

《抱朴子》:象柴子、纯卢子、仙人杖子、却老子、天精子。

《别录》:枸杞子、却暑子、西王母杖子。

《日华子本草》:地仙子。

《本草衍义》:枸棘子。

《草木便方》:狗地芽子。

《本草经集注》:苟起子。

《宝庆本草折衷》:枸杞红实。

《救荒本草》:甜菜子。

《本草纲目》:西枸杞。

《河南中药手册》:红青椒、枸蹄子、山杞子。

《河北药材》:枸杞果。

《山西中药志》:地骨子、枸茄茄。

《中药材手册》:红耳坠、血枸子、红榴子。

《四川中药志》:枸地芽子。

《药材学》:枸杞豆、血杞子。

《山东中药》:山枸杞子。

《常用中草药彩色图谱》：西枸杞、白刺、山枸杞、白疙针。

《和汉药考》：赤宝子、灵庞子、二尸篆子、三尸箓子、石纳蜩子、青精子、明眼草子、雪压珊瑚子。

福建：红珠子。

天津：津枸杞。

平顶山：甜菜芽子、红秦椒子。

命　名

李时珍在《本草纲目》中说：枸树和杞树原是两种树的树名，“此物棘如枸之刺，茎如杞之条，故兼名之”。又说：“道书言千载枸杞，其形如犬，故得枸名。”药用其子实，名枸杞子。其根入土极深，皮亦极厚，力能至骨，故药用根皮称之地骨皮。

今按，枸杞二字，古来书写多形。从音、形二者求之，枸应作勾，杞应言棘，皆因其物多刺得名。音转、字变则有枸檵、枸忌、苟起、枸蹄等诸名。又《本草经考注》：“枸杞为俗名，枸檵为正名。盖檵、杞古今字。”《广雅疏证》曰：“初食味苦，苦杞之名起于此矣。”

一 枸杞子的来源与传说

（一）枸杞子基原

为茄科植物枸杞或宁夏枸杞的成熟果实。

（二）枸杞子的生物学特性

1 枸杞树的生命周期

枸杞树的生命活动从种子发芽开始，形成幼苗，长成具有根、茎、叶的植株，然后开花、结果，形成新的种子。第二年春天植枝返青、生长，开花结实，形成新的种子。如此，年复一年，直至死亡。这种生长、结果、更新、衰老和死亡的过程，称为生命周期。枸杞树的生命周期可达百年以上，大致分为 5 个时期。

(1) 苗期（营养生长期）　种子萌发或营养繁殖树成活起，到第一次开花结果前，这段时间称为苗期，长达 1~2 年。

(2) 结果初期（幼树期）　指从定植之后到树冠基本成型，达到成年枸杞树修剪所需高度，或从第一次开花结果到大量结果这一段生长时间，约为 4~5 年。

(3) 结果盛期（盛果期）　指栽植后 6~35 年的生长期，是枸杞大量结果和产量高峰期，每公顷产量可达 2 250~5 250 千克。这一期一般分为 3 个阶段：5~10 年为盛果初期；10~25 年为盛果中期；25~35 年为盛果末期，主枝开始出现衰老或死亡。

(4) 结果后期（盛果后期）　指栽植 36~55 年的生长期，是盛果期的延续。结果能力下降，果实变小。

(5) 衰亡期　指栽植生长 56 年以上的树龄时期，是结果后期的延续。结果能力已显著衰退，产量剧减。

枸杞生命周期，受到土壤、光照及栽培管理条件的影响。如果管理好，结果盛期可能提前，并时间延长，产量增加。

2 枸杞树的物候期

随着春、夏、秋、冬温度的温、热、凉、寒节律性的变化，从而形成与此相适应的植物发育节律周期性变化的起止日期称为物候期。

枸杞树的物候期一般分为萌芽期、展叶期、新梢生长期、现蕾期、开花期、果熟期、落叶期和休眠期等 8 个阶段。年平均气温高的地区要比低的地区萌芽、开花、果熟等物候期要早，而落叶和休眠期要迟。如宁夏中宁的萌芽期是 4 月中旬，青海格尔木的萌芽期是 4 月下旬。宁夏中宁的枸杞果熟初期为 5 月中旬，而青海格尔木的枸杞果熟期为 7 月下旬。宁夏中宁的枸杞树的落叶期为 10 月下旬，青海格尔木的枸杞树的落叶期为 10 月中旬。

3 生长发育一般规律

(1) **发芽**　种子发芽的最适温度为 20~25℃，7 天就能发芽出土。1~4 年期间，种子生命力没有明显减弱，5 年时种子生命力明显下降，到 10 年则完全失去生命力。另外，以果实方式保存的种子比用种子方式保存的种子，在发芽率和发芽势方面都要高。在不同的品种方面也有区别，如圆果类枸杞的种子生命力比麻叶类枸杞的生命力要强，保存了 10 年的圆果类枸杞的种子发芽率为 50%，发芽势为 41%，而麻叶枸杞的种子则完全丧失了生命力。

(2) **根系**　每年 3 月中下旬根系开始活动，3 月底生长，4 月为第一次生长高峰，5 月后生长减缓，7 月下旬到 8 月中旬第二次生长高峰，9 月生长再减缓，10 月底或 11 月初停止生长。一般入土可达 2~3 米，根幅达 4~5 米，最多的根条可在 1 500 条以上，总长度可达到近 130 米。

(3) **茎叶**　每年 4 月上旬休眠芽放叶，4 月中下旬春梢生长，到 6 月中旬停止。7 月下旬至 8 月上旬，春叶脱落，8 月上旬枝条再次放叶并抽生秋梢，9 月中旬停止生长，10 月下旬再次落叶，进入冬眠。

(4) **花果**　春季现蕾开花期是 4 月下旬至 6 月下旬，果期是 5 月上旬至 7 月底。秋季现蕾开花多集中在 9 月上中旬，果期在 9 月中旬到 10 月上旬。

总的来说，枸杞树 3~5 年为幼龄期；6~10 年树体扩大，树冠充实；11~25 年长势减缓，树干、枝干稳定；26~35 年与 11~25 年相似，但根颈增长略大；36~55 年长势衰弱；56 年后进入衰亡期。一枝正常生长发育的枸杞，其寿命可达百年。

4 开花结果

（1）**开花** 枸杞花的开放过程，按其外部形态可以分为5个时期。

①现蕾期：在叶腋出现绿色半球形小突起，或在老眼枝的叶原基基部出现绿色半球形小凸起，即是幼小花蕾。到长成2~3毫米长、粗1~1.5毫米时为现蕾期，是花粉母细胞形成时期，生长期5~6天。

②幼蕾期：花蕾长3~4毫米，粗2~3毫米，花萼绿色，包住花瓣，花瓣淡黄绿色，见花丝、花柱。生长期约10~12天。

③露冠期：自花萼开裂露出花冠到花冠松动前，此时花蕾长约12毫米，粗2.5毫米，花药为乳白色，柱头绿色，花瓣紫红色。生长期约3天左右。

④开花期：自花瓣松动开始，到向外平展止，花冠裂片紫红色，约2~5小时。雄蕊伸出冠筒，多数高于雌蕊，花药裂开，花粉淡黄色，大量散落；柱头头状，绿色，子房基部蜜腺丰富。

⑤谢花期：整个花冠干死脱落，为期2~3天。

（2）**结果** 果期一般分为3期。

①青果期：枸杞花粉传到柱头上，卵细胞受精后，子房膨大成绿色幼果，花柱干萎，花冠和花丝脱落。一般果长达0.9厘米，横径0.5厘米。生长期约22~29天。气温低，生长期长。

②变色期：果色由绿色变为淡绿→淡黄→黄红色。果肉致密，胚乳饱满，种子白色。鲜果可溶性固形物含量达4.62%。时间3~5天。

③红熟期：果实生长最快，其体积迅速膨大1~2倍，色泽鲜红，已完全成熟。果肉变软、汁多，总糖含量达46%~52%。果萼易脱落，种子成熟，黄白色。时间1天。

枸杞实生苗当年就能开花结实，以后随着树龄的增长，开花结果能力逐渐提高，36年后开花结果能力渐渐降低，结果年龄约30年。

管理良好的枸杞园，每公顷产干果750~1125千克(4~5年生的枸杞树)，最高可达到每公顷产干果1 800~2 250千克(11~25年生的枸杞树)。55年以后产量就极少了。

一般将6~8月成熟的果称为夏果，9~10月成熟的果称为秋果。夏果产量较高，质量也好；秋果因气候条件差，产量低，品质也不及夏果。

枸杞的结果枝细分也有3种：一种是2年生以上的结果枝，习称“老眼株”，这种株开花结果早，开花能力强，坐果率高，果熟早(多为春果或夏果)，是枸杞的主要果枝。第二种是当年春季抽生的果枝，产地称“七寸枝”，这种枝条开花结果时间稍晚，边抽生边孕蕾、开花、结实，花果期较长，结实能力也较强，但坐果率较低。第三种是当年秋季抽生的结果枝，当年也可以开花结果，但产量较低。

（三）枸杞的传说和考证

1 枸杞的传说

(1) 李时珍《本草纲目》收录《续仙传》云：“朱孺子见溪侧二花犬，逐入于枸杞丛下。掘之得根，形如二犬。烹而食之，忽觉身轻。”

(2) 李时珍《本草纲目》收录周密《浩然斋日抄》云：“宋徽宗时，顺州筑城，得枸杞于土中，其形如獒状，驰献阙下，乃仙家所谓千岁枸杞，其形如犬者。”

(3) 李时珍《本草纲目》收录：“兵部尚书刘松石，讳天和，麻城人。所集保寿堂方，载‘地仙丹’云：昔有异人赤脚张，传此方于猗氏县一老人，服之寿百余，行走如新，发白反黑，齿落更生，阳事强健。”

(4) 陶弘景曰：“枸杞叶作羹，小苦。俗谚云：去家千里，勿食萝摩、枸杞。此言二物补益精气，强盛阴道也。枸杞根、实为服食家用，其说甚美，名为仙人之杖，远有旨乎。”

(5) 李时珍《本草纲目》收录《淮南枕中记》云：“西河女子服枸杞法：正月上寅采根，二月上卯治服之；三月上辰采茎，四月上巳治服之；五月上午采其叶，六月上未治服之；七月上申采花，八月上酉治服之；九月上戌采子，十月上亥治服之；十一月上子采根，十二月上丑治服之。又有花、实、根、茎、叶作煎，或单榨子汁煎膏服之者，其功并同。世传蓬莱县南丘村多枸杞，高者一二丈，其根盘结甚固。其乡人多寿考，亦饮食其水土之气使然。又润州开元寺大井旁生枸杞，岁久。土人目为枸杞井，云饮其水甚益人也。”

(6) 李时珍《本草纲目》记：“古者枸杞、地骨取常山者为上，其他丘陵陂岸者皆可用。后世惟取陕西者良，而又以甘州者为绝品。今陕之兰州、灵州、九原以西枸杞，并是大树，其叶厚根粗。河西及甘州者，其子圆如樱桃，暴干紧小少核，干亦红润甘美，味如葡萄，可作果食，异于他处者。沈存中笔谈亦言：陕西极边生者高丈余，大可作柱。茎长数寸，无刺。根皮如厚朴。则入药大抵以河西者为上也。种树书言：收子及掘根种于肥壤中，待苗生，剪为蔬食，甚佳。”

(7) **宁夏中宁枸杞**：宁夏中宁居民传说，很早以前，在一个风和日丽的早晨，一位白首童颜的仙翁飘然而至，挥杖引来南山一股苦涩的山泉，潺潺注入中宁大地，遂把手杖插入沙滩，然后飘然而去。不久，田野里便长出枸杞来了。在现实生活中，也的确有一股苦水汇流于中宁县的七里大渠。但这股苦水是否真是由仙翁引来，那就不得而知了。

2 枸杞的考证

(1)《诗经》

①《诗经·郑风·将仲子》:

将仲子兮,无逾我里,无折我树杞。
岂敢爱之,畏我父母。
仲可怀也,父母之言,亦可畏也。

将仲子兮,无逾我墙,无折我树桑。
岂敢爱之,畏我诸兄。
仲可怀也,诸兄之言,亦可畏也。

将仲子兮,无逾我园,无折我树檀。
岂敢爱之,畏人之多言。
仲可怀也,人之多言,亦可畏也。

意译:

请老二呀,不要翻邻居的墙,不要踩断我家的杞柳树。
哪里敢吝惜树,是怕我父母说闲话。
你虽然令人思念呀,可父母的话,也是可怕的呀。

请老二呀,不要翻我家的墙,不要踩断我家的桑树。
哪里敢吝惜树,是怕我那些哥哥说闲话。
你虽然令人思念呀,可那些哥哥的话,也是可怕的呀。

请老二呀,不要翻我家菜园墙,不要踩断我家的檀树。
哪里敢吝惜树,是怕别人家说闲话。
你虽然令人思念呀,可人们的闲话,也是可怕的呀。

含义:古代婚姻的规矩颇多,须遵父母之命,自由恋爱可能招致父母的诘难和众人的闲言。姑娘盼见情郎却又提心吊胆,幽会之时总有些诉说苦衷的柔声细语。姑娘渴望情郎深夜逾墙闯入闺中,而那冤家偏偏莽撞得很,攀上树枝,越过里墙、宅墙、园墙,步步深入。姑娘又喜又慌,喜悦而有"哪是吝惜树枝"的调侃,惊慌而有害怕亲人邻人之言的诉说。

考证:杞、桑、檀是植于那三道墙下的树。杞树,即杞柳,落叶灌木,叶子呈长椭圆形,生在水边,枝条可用来编器物。而非枸杞树。桑指桑树。檀指檀树,落叶乔木,木质坚硬,可用来制造家具、农具和乐器。

②《诗经·雅·小雅·北山》：
陟彼北山，言采其杞。
偕偕士子，朝夕从事。
王事靡盬，忧我父母。

溥天之下，莫非王土。
率土之滨，莫非王臣。
大夫不均，我从事独贤。

四牡彭彭，王事傍傍。
嘉我未老，鲜我方将。
旅力方刚，经营四方。

或燕燕居息，或尽瘁事国。
或息偃在床，或不已于行。

或不知叫号，或惨惨劬劳。
或栖迟偃仰，或王事鞅掌。

或湛乐饮酒，或惨惨畏咎。
或出入风议，或靡事不为。

意译：
去登上那北山，为了采枸杞。
强壮的士子，早晚都役于王事。
官家的事儿没个完，使我父母忧愁。

普天之下，哪一处不是王土。
四海之内，谁不是王的臣仆。
执政者不公平，使我独个儿劳苦没空闲。

四匹马奔跑忙，官家事繁重难当。
夸奖我说我还没有老，称赞我说我正强壮。
就因我筋力强劲，令我奔走四方。

有的人在家里享安逸，有的人为国事尽瘁。
有的人高枕无忧，有的人为王事辛劳。

有的人从不知烦恼，有的人忧虑劳累。
有的人随心所欲，有的人为官家事忙碌。

有的人以酒取乐，有的人怕得罪胆小慎为。

有的人只会放声高论，有的人为官家事什么都干。

含义：朝中大员不理国事，下层官吏疲于奔命，诗人深感不平。前面三鸣不平，一鸣朝夕从事却采杞充饥的不平，二鸣王臣遍地、惟我独劳的不平，三鸣年虽未老却不堪奔命的不平。后三章各句都以“或”字领起，从行为和心态上铺陈劳逸不均的现实，形成反差强烈的对比，议论中穿插描写，怨愤一泻而出。

考证：“言采其杞”的“杞”，是指“枸杞”。该诗说明古时下层官吏，生活清苦，而要上北山去采集枸杞充饥。作者认为，采来充饥的可能是枸杞的叶及果实。枸杞叶学名天精草，江苏一带居民称之“枸杞头”、“枸杞菜”。本诗表明，我国民间食用枸杞源远流长。

(2)《神农本草经》 《神农本草经·木(上品)》记：枸杞“味苦，寒。主五内邪气，热中消渴，周痹。久服，坚筋骨、轻身、不老(《御览》作耐老)。一名杞根，一名地骨，一名枸忌，一名地辅。生平泽。”

李时珍《本草纲目》曰：“今考本经(注：即《神农本草经》)止云枸杞，不指是根、茎、叶、子。别录(注：即《名医别录》)乃增根大寒、子微寒字，似以枸杞为苗；而甄氏药性论乃云枸杞甘、平，子、叶皆同，似以枸杞为根；寇氏衍义又以枸杞为梗皮，皆是臆说。按陶弘景言枸杞根、实为服食家用。西河女子服枸杞法，根、茎、叶、花、实俱采用。则本经所列气味主治，盖通根、苗、花、实而言，初无分别也。后世以枸杞子为滋补药，地骨皮为退热药，始歧而二之。窃谓枸杞苗叶味苦甘而气凉，根味甘淡气寒，子味甘气平。气味既殊，则功用当别。此后人发前人未到之处者也。”

(3)沈括《梦溪笔谈》 《梦溪笔谈》述：“枸杞，陕西极边生者，高丈余，大可柱，叶长数寸，无刺，根皮如厚朴，甘美异于他处者。《千金翼》云，甘州者为真，叶厚大者是。大体出河西诸郡，其次江池间圩埂上者。实圆如樱桃。全少核，暴干如饼，极膏润有味。”

(4)苏颂《嘉枯图经本草》 《嘉祐图经本草》曰：“今处处有之。春生苗，叶如石榴叶而软薄堪食，俗呼为甜菜。其茎干高三五尺，作丛。六月、七月生小红紫花。随便结红实，形微长如枣核。其根名地骨。《诗·小雅》云：集于苞杞。陆玑诗疏云：一名苦杞。春生，作羹茹微苦。其茎似莓。其子秋熟，正赤。茎、叶及子服之，轻身益气。今人相传谓枸杞与枸棘二种相类。其实形长而枝无刺者，真枸杞也。圆而有刺者，枸棘也，不堪入药。”

(5)寇宗奭《本草衍义》 《本草衍义》述：“枸杞当用梗皮，地骨当用根皮，枸杞子当用其红实，是一物有三用。其皮寒，根大寒，子微寒，亦三等。……今人多用其子，直为补肾药，是曾未考究《经》意，当更量其虚实、冷热用之。”

(6)李时珍《本草纲目》 《本草纲目》记：“古者枸杞、地骨皮取常山者为上，其他丘陵阪岸者可用，后世惟取陕西者良，而又以甘州者为绝品。今陕西之兰州、灵州、九原以西，枸杞并是大树，其叶厚、根粗；河西及甘州者，其子圆如樱桃，暴干紧小，少核，干亦红润甘美，味如葡萄，可作果食，异于他处者。”

(7) 安沙舟、刘晓媛《枸杞》 《枸杞》第一节，《枸杞的本草考证》中说：“但在《本草纲目》中还有含混之处，明显地提出 4 种原植物，前面的两种无误，而后两种尚不知为何物，如产兰州、灵州(今灵武或中卫)、九原(今包头)者为‘大树，其叶厚根粗’。产于甘州(今张掖)者‘其子圆如樱桃……味如葡萄，可作果食’。但可以明确一点，当时的上品商品枸杞子还是西北地区所产，这是它的果实，至于原植物可能多未见实物，形态多系口头相传，于是有了‘株高一丈，茎粗如椽，叶长寸’的说法。”

本文指出的是李时珍《本草纲目》中所说“枸杞树”一说，可能为误传。

《枸杞》又提及：“据今人的研究，产于甘州的枸杞为土库曼枸杞。前苏联的一位专家认为土库曼枸杞只分布于伊朗、阿富汗以及土库曼一带，我国不产，她根据花丝基部的花冠筒内壁同一水平的短毛、浆果有较多的和子、种子小等特征，把分布于我国及中亚的这种植物命名为新疆枸杞。路安民也同意这种看法，在《中国植物志》中采用了这个名字，也就是说土库曼枸杞就是新疆枸杞。以前新疆的北疆也产枸杞，商品名叫古城子枸杞，它就是新疆枸杞。就是说甘州枸杞与新疆枸杞是一种东西，前者仅为误认而已。”

(8) 作者结语 作为枸杞子的原植物有 3 种，即宁夏枸杞、枸杞与新疆枸杞。

原先认为的津杞子，证实为宁夏枸杞子，其原植物相同。故 1977 年版的《中国药典》只认定宁夏枸杞为正品。

枸杞的果实，一般也收购，但严格讲应属于江南一带的草药“土枸杞”了。

二 枸杞的分类与品种

(一)枸杞的分类

就世界范围而言,枸杞有80多个种类。主要分布于南、北美洲。我国枸杞有7个种类,药用的有以下4个种类。

1 宁夏枸杞

产地:我国北部的甘肃、宁夏、青海、河北、内蒙古、陕西、山西等省。

地貌:常生于海拔2 000~3 000米的半山坡、河岸、渠边和盐碱地。

植物:灌木。

高度:80~200厘米。

茎:栽培者茎粗10~20厘米。

枝:细密。有棘刺。

叶:互生或簇生,披针形或长圆形披针形,略肉质,叶脉不明显。

花:于长枝上1~2朵腋生,于短枝上2~6朵与叶簇生。

花梗:长1~2厘米,向顶端渐增粗。

花萼:钟状。通常2中裂。

花冠:漏斗状,紫色,自下而上扩大。

雄蕊:花丝近基部。

花柱:伸出花冠外。

浆果:红色或橙色,果皮肉质,多汁。形状有椭圆形、矩圆形、卵状或近球形。长8~20毫米,直径5~10毫米。

种子:20余粒,略呈肾脏形,棕黄色,长约2毫米。

花期与果期:5~10月。边开花,边结果。

2 枸　杞

产地:我国东北、华东、华中、华南、西南各省及河北、山西、陕西、甘肃的南部。有栽培或野生。

地貌：常生于干旱的山坡、荒地、丘陵地、盐碱地、路旁及村边宅旁。

植物：多分枝灌木。

高度：2 米。

枝：细弱，弓曲或俯垂，有棘刺。

叶：纸质，单叶互生或 2~4 枚簇生，卵形、卵状菱形、长椭圆形到卵状披针形。

花：长枝上单生或 2 个并生于叶腋，在短枝上与叶簇生。

花梗：长 1~2 厘米，向顶端渐粗。

花萼：中裂或不规则的 3~4 齿裂。

花冠：漏斗状，浅紫色，自下而上变粗，檐部裂片。

雄蕊：较花冠稍短。花丝近基部。

花柱：稍伸出雄蕊，上端弓曲柱头绿色。

浆果：红色，卵状。或椭圆形、矩圆形。顶端尖或钝。长 7~15 毫米，直径 5~8 毫米。栽培者稍长。

种子：扁肾形，长约 2.5~3 毫米，黄色。

花期与果期：6~11 月。

3 新疆枸杞

产地：我国新疆、甘肃和青海。

地貌：常生于干山坡、干河床、荒漠河岸林或盐碱地。

植物：多分枝灌木。

高度：1.5 米。

枝：坚硬、梢弯曲，老枝有棘刺。

叶：倒披针形、椭圆状倒披针形或宽披针形。

花：多见 2~3 朵与叶簇生于短枝上或单生于长枝的叶腋。

花梗：长 1~1.8 厘米，向顶端渐粗。

花萼：长约 4 毫米，常 2~3 中裂。

花冠：漏斗状，裂片卵形。

雄蕊：较花冠略高，花丝近基部同花冠筒内壁同一水平。

花柱：伸出花冠。

浆果：卵圆形或矩圆形，长约 7 毫米，呈红色。

种子：约 20 粒，肾脏形，长约 1.5~2 毫米。

花果期：6~9 月。

4 黑果枸杞

产地：我国内蒙古西部、陕西北部、宁夏、甘肃、青海、新疆和西藏。

地貌：常生于盐碱地、盐化沙地、河湖沿岸、干河床和路旁。

植物：多棘刺灌木。

高度：20~50 厘米。

枝：多分枝，分枝斜升或横卧于地面，坚硬，曲折，有棘刺。

叶：有 2~6 枚簇生于短枝上，在长枝上单生，呈条形，条状披针形或条状倒披针形，有时呈窄披针形。中脉不明显。

花：1~2 朵生于短枝上。

花梗：长 0.5~1.0 厘米，细瘦。

花萼：窄钟状，长 4~5 厘米，果实梢膨大成半球形，包于果实的下部，2~4 浅裂。

花冠：漏斗状，浅紫色，长约 1.2 厘米，筒部由下而上稍扩大，5 浅裂，裂片呈矩圆状卵形。

雄蕊：高出花冠，着生于花冠中部。花丝近基部处有疏绒毛，花冠筒同样高度也有稀疏的绒毛。

花柱：与雄蕊近等长，伸出花冠。

浆果：紫黑色，球状，有时顶端凹陷，直径 4~9 毫米。

种子：褐色，呈肾形，长 1.5 毫米，宽约 2 毫米。

花果期：5~10 月。

另外还有 3 种。

截萼枸杞：分布于山西、陕西的北部、内蒙古、甘肃、宁夏等省区。常生长于沙区石质山坡、沙质地、丘陵、田边或路旁。为我国特有品种。

云南枸杞：分布在云南的禄劝县和景东县。常生长于海拔 1 360~1 450 米的河旁沙地潮湿处或丛林中。也属我国特有品种。

柱筒枸杞：分布于我国新疆地区。常生长于山坡、干河床、荒漠河岸林中，也为我国特有品种。

截萼枸杞、云南枸杞、柱筒枸杞的性能、功效、应用，有待进一步研究、开发。

（二）枸杞的品种

1 宁夏枸杞品种

(1) 植物学分类品种 有 3 个枝型、3 个果类。

①3 个枝型：硬条、软条、半软条。

硬条：包括白条枸杞、卷叶枸杞、棒槌果枸杞。

软条：包括尖头黄叶枸杞、圆头黄叶枸杞、尖头圆果枸杞。

半软条：包括麻叶枸杞、大麻叶枸杞、针头果枸杞、黄果枸杞、小黄果枸杞、圆果枸杞。

②3 个果类：长果、短果、圆果。

长果：包括白条枸杞、卷叶枸杞、尖头黄叶枸杞、圆头黄叶枸杞、麻叶枸杞、大麻叶枸杞、针头果枸杞。长果类的果实，果长与果径比值为 2~2.5。

短果：包括棒槌果枸杞、黄果枸杞、小黄果枸杞。短果类的果实，果长与果径比值为 1.5~2。

圆果：包括尖头圆果枸杞、圆果枸杞。圆果类的果实，果长与果径比值为 1~1.5。

(2) 宁夏枸杞的商品品种　主要有宁夏枸杞、中宁枸杞。

①宁夏枸杞：鲜果色泽红艳、晶莹闪亮，干果红润。粒大饱满，皮薄肉厚子少。味甜，含糖量高，含有人体所需的蛋白质、糖、脂肪、无机盐、多种维生素。另含甜菜碱、枸杞胺、促性腺激素等有机物质。既是名贵的药材，又是滋补佳品。宁夏枸杞居宁夏五宝之首，成为宁夏重要的传统出口商品，其出口量约占我国枸杞出口总量的 90% 以上。销往五大洲 20 多个国家，在西欧、北美、东南亚市场信誉很高。

②宁夏中宁枸杞：在宁夏枸杞中中宁枸杞质量最好，有“中宁枸杞甲天下”的美称。宁夏中宁县位于引黄灌溉区南端，早在 400 多年前，明代伟大医药学家李时珍在《本草纲目》里就把中宁枸杞列为上乘之名贵药材。这里的枸杞喜盐碱，中宁的土质特别适合，而与中宁临近的县、市所产的枸杞都不如中宁的好。中宁枸杞 6 月花开，7 月挂果，摘下的枸杞晾晒在庭院的浅子上，早迎朝霞，夜辞落日，珠光宝色，闪闪烁烁，待果起皱，即入烘房，烘干后分等、包装，即可销售。中宁枸杞的经济价值高，出口 1 吨枸杞约可换回 300 吨小麦，450 吨尿素，15 吨钢材。

(3)宁夏枸杞的优良新品种　宁夏农林科学院通过长期的良种选育工作，从原来的主栽品种大麻叶枸杞中选育出宁杞 1 号枸杞和宁杞 2 号枸杞两个优良品种。这两个品种除具有其母系的优良性状外，还具有较强的抗病虫害能力，并可增产 10%~15%。现将大麻叶枸杞、宁杞 1 号枸杞、宁杞 2 号枸杞介绍如下。

①大麻叶枸杞：以在宁夏栽植 6 年后的大麻叶枸杞为例，树高约 1.46 米，根颈粗约 5.5 厘米，树冠直径约 1.7 米。树皮灰褐色。结果枝粗壮，刺少，当年生枝青灰色，老枝灰褐或灰白色，枝长 40~65 厘米，节间长 1.5~2 厘米，枝基着果距 4~8 厘米。叶色深绿，质地厚，老枝叶披披针形或条形披针形，新枝第一次叶卵状披针形至椭圆状披针形，叶面大，多向叶背反卷。幼果粗壮，先端具一短尖，熟果鲜红色，先端钝尖或近截平，果身略带方棱，果特大，果肉厚。鲜果平均长 1.59 厘米，粗 0.85 厘

米，果肉厚约0.11厘米，果实鲜干比为4.3:1，鲜果千粒重约502克。果内含种子28~55粒，占鲜果重的5.49%。大麻叶枸杞干果含维生素C19.55毫克/100克，胡萝卜素6.05毫克/100克，人体必需的8种氨基酸(即赖氨酸、色氨酸、苯丙氨酸、亮氨酸、异亮氨酸、苏氨酸、蛋氨酸、缬氨酸)的量为1.38毫克/100毫克，有免疫功能的枸杞多糖为1.02%。大麻叶枸杞生长快，树冠开张，通风透光好。对土壤的适应性强，可在沙壤、轻壤或黏土上种植。在宁夏的淡灰钙土上，虽然地下水位为90~100厘米、pH9.0~9.8，但生长还是良好的，栽植后第6年干果产量约为2 760千克/公顷。特级果率63.5%，甲级果率21.2%，乙级果率9.5%，丙级果率5.8%。

②宁杞1号枸杞：在宁夏栽植6年后，树高1.59米，根颈粗5.38厘米，树冠直径1.7米。树皮灰褐色，当年生枝条灰白色，嫩枝红绿色，结果枝细长软，平均枝长35.4厘米，节间长1.32厘米。叶深绿色，在二年生枝上簇生，条状披针形，当年生枝上单叶互生或后期有2~3枚并生，披针形。嫩叶中脉基部及叶中下部边缘紫红色。花长1.6厘米，花丝近基底部有绒毛，花萼2~3裂。鲜果平均长1.68厘米，果实鲜干比4.37:1，鲜果千粒重586.3克。种子占鲜果重的5.08%。宁杞1号枸杞干果含维生素C19.06毫克/100克，胡萝卜素6.35毫克/100克，人体必需的8种氨基酸1.4867毫克/100克，枸杞多糖1.117%。宁杞1号枸杞树势健壮，生长快，树冠开张，通风透光好，成花容易，坐果率高，丰产。扦插苗栽植当年即可挂果，栽后第二年干果产量可达到4120千克/公顷。特级果率83.8%，甲级果率9.7%，乙级果率4.3%，丙级果率2.2%。宁杞1号枸杞在宁夏pH9.0~9.8、地下水位90~100厘米的淡灰钙土上生长良好。植株抗根腐病能力强。

③宁杞2号枸杞：在宁夏栽植6年后，树高约1.59米，根颈粗约6.0厘米，冠径约1.9米。树皮灰褐色，当年生枝条灰白色，嫩枝梢端淡红白色。结果枝细长而柔软，棘刺极少，平均枝长35.4厘米，节间长1.41厘米。叶深绿色，在二年生枝上簇生，条状披针形；当年生枝上单叶互生或2~3枚并生，披针形。花特大，花丝近基部有绒毛。花瓣明显反曲，花萼多为单裂。果大，鲜果平均长2.43厘米，果实鲜干比为4.38:1，鲜果千粒重590.5克，种子占鲜果重约6.77%。干果含维生素C 22.11毫克/100克，胡萝卜素6.30毫克/100克，人体必需的8种氨基酸1.631毫克/100毫克，枸杞多糖1.647%。宁杞2号枸杞生长快，树冠开张，通风透光好，对土壤适应性强，最适宜在肥沃的沙壤或轻壤地上生长。第6年干果产量为4 490千克/公顷。特级果率71.3%，甲级果率15.2%，乙级果率10.8%，丙级果率2.7%。植株抗根腐病能力强。

(4)宁夏枸杞的其他产品　市场上有宁夏枸杞袋泡茶、枸杞酒等。现先介绍宁夏枸杞袋泡茶和枸杞酒。枸杞袋泡茶是宁夏的特产，用宁夏枸杞的果、叶柄，配以菊花、甜叶菊等植物精制而成。其味爽口醇和，既有茶叶芬芳香味，又有保健作用。久服可以保肝、降压、降血糖、减肥、抗癌及增强机体免疫功能。在日本、东南亚及港、澳地区很受欢迎。

2 津枸杞

津枸杞的原植物经考证也属于宁夏枸杞，因集散于天津，故有“津枸杞”之名。枸杞质软柔而略滋润，皮肉软薄，内藏多数种子。以粒大、肉厚、种子少、色红、质柔软者为佳，而粒小、肉薄、种子多、色暗红者为次。

3 青海枸杞

生长于青海柴达木盆地的东南部，日照时间长，光辐射力强，昼夜温差大，适合枸杞生长。现已大规模种植，所产枸杞颗粒硕大，色泽鲜艳，含糖量高，品质优良。

三 枸杞子的鉴别

枸杞子的鉴别一般从 3 个方面进行,即性状鉴别、显微鉴别及粉末特征。

(一)性状鉴别

枸杞子呈长卵形或椭圆形,略扁,长 0.6~2 厘米,直径 3~8 毫米。表面鲜红色或暗红色,微有光泽,有不规则皱纹,顶端略尖,有小凸起状的花柱痕,基部有白色的果柄痕。果皮柔韧、皱缩;果肉厚,柔润而有黏性,肉有种子多枚。种子扁肾形,长 1.5~2 毫米,直径约 1 毫米。气微,味甜、微酸。以粒大、色红、肉厚、质柔润、子少、味甜者为佳(图 1)。

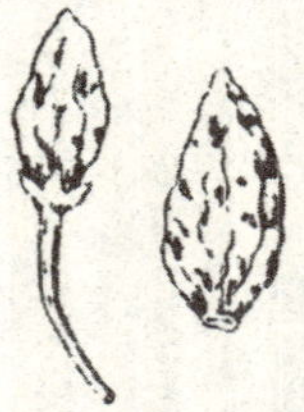

图1 枸杞子(果实)外形

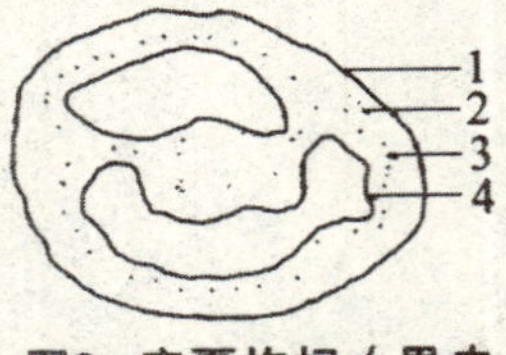

图2 宁夏枸杞(果皮)横切面简图

1.外果皮 2.中果皮
3.维管束 4.内果皮

(二)显微鉴别

果皮横切面:外果皮 1 列细胞,切向壁增厚,非木化或微木化,外被角质层,外缘不规则细齿状。中果皮为 10 余列细胞,最外层细胞略切向延长,其下细胞类圆形、长圆形、类长方形,向内细胞渐增大,最内侧有的细胞较小,壁稍增厚;细胞含众多橙红色素颗粒,有的含草酸钙砂晶;维管束双韧型,多数,散列,导管细小。内果皮 1 列细胞,细胞壁全面增厚,木化(图 2)。

(三)粉末特征

枸杞子的粉末呈黄橙色或暗红色。具体分为以下几点。

(1)种皮石细胞表面观不规则多角形或长多角形，垂周壁深波状弯曲或微波状弯曲，直径 37~117 微米，长至 196 微米，壁厚 5~27 微米；断面观类方形或扁方形，侧壁及内壁增厚，内壁稍弯曲，外壁黏液化。

(2)外果皮细胞表面观类多角形或长多角形，垂周壁细波状弯曲或平实，外平周壁表面有较细密平行角质条纹。

(3)中果皮薄壁细胞类多角形，胞腔内橙红色或红棕色色素颗粒，有含草酸钙砂晶。

(4)内胚乳细胞，含有脂肪油滴及糊粉粒(详见图 3)。

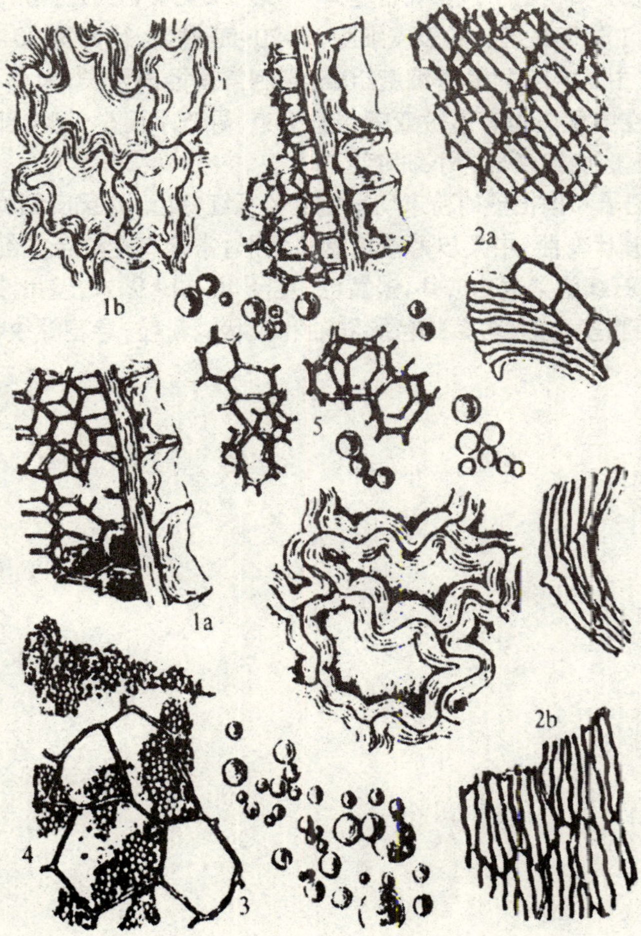

图3 宁夏枸杞(果实)粉末特征

1.种皮石细胞(a.断面观 b.表面观) 2.果皮表皮细胞(a.断面观 b.表面观) 3.中果皮薄壁细胞 4.草酸钙砂晶 5.内胚乳细胞

另外，对宁夏枸杞子和枸杞子的外表特征和显微结构作以下鉴别。

外形鉴别：宁夏枸杞子呈长卵形或纺锤形，略扁，长 1~1.8 厘米，直径 4~6 毫米，果皮鲜红色至暗红色，具不规则皱纹，略具光泽。果实顶端有小凸起状花柱基残痕，基部有稍下凹的白色果柄痕；撕开果皮可见有 20~50 粒的黄棕色种子，种子长约 1.5 毫米，扁圆肾形。而枸杞子呈卵形或椭圆形，长 0.5~1.5 厘米，直径 4~8 毫米，果皮红色或暗红色，有光泽；表面常有不规则皱纹，质柔软滋润。商品中有时可见附着果柄及宿存萼的。果实内有扁平肾形种子 10~30 粒，种子土黄色，直径 2~2.5 毫米，表面在放大镜下观察有微细的凹陷小点，在种子凹入的一侧有明显的种脐。

显微鉴别：宁夏枸杞子和枸杞子显微特征基本一致。果实横切面近圆形，由横隔分为 2 室。外果皮为 1 列切线延长的表皮细胞，长 20~50 微米，径向宽 20~30 微米，外被角质层；中果皮由 13~15 列薄壁细胞组成，细胞常呈径向延长，大小不均，细胞内有草酸钙簇晶，在中果皮中有多数双韧型维管束，导管小而少，韧皮部细胞碎小；内果皮为一列类圆形切线延长的小细胞组成。

粉末特征：宁夏枸杞子和枸杞子的粉末均呈橙红色至红棕色。外果皮细胞类多角形或类方形，平直或波状弯曲；中果皮薄壁细胞多角形，常含有橙红色或红棕色块状物，并含砂晶；种皮石细胞常数个成片，淡黄色，直径 40~110 微米，壁呈波状弯曲，层纹明显；内胚乳细胞多角形，含黄棕色脂肪油和粒状糊粉粒；导管螺纹细小，直径 5~10 微米。

四 枸杞子的功效

（一）枸杞子性味

(1)《名医别录》："微寒，无毒。"
(2)《药性论》："味甘，平。"
(3)《食疗本草》："寒。"
(4)《本草蒙筌》："叶甘、苦，气微寒，无毒。"
(5)《明医指掌》："甘，温。"
(6)《本草汇言》："味甘、微苦，气寒，性润无毒。可升可降，阴中阳也。"
(7)《本草新编》："味甘、苦，气微温。"
(8)《本草经解》："气味俱降，阴也。"
(9)《本草纲目》："苦，寒。"
(10)《景岳全书》："味甘、微辛，气温。可升可降，味重而纯。"
(11)《本草图解》："味甘，气平。"
(12)《本草求真》："甘，寒，性润。"
(13)《玉楸药解》："味苦、微甘，性寒。"
(14)窦国祥："枸杞子性甘，性平。气微温，无毒。"

（二）枸杞子归经

(1)《本草汇言》："入足少阴、足厥阴经。"
(2)《本草经解》："入足少阴肾经、手少阴心经。"
(3)《要药分剂》："入肝、肾二经，兼入肺经。"
(4)《本草图经》："肾经药也。"
(5)《玉楸药解》："入足少阴肾经，足厥阴肝经。"
(6)窦国祥："枸杞子归肝、肾、肺经。"

（三）枸杞子功效

(1)《本草经集注》："补益精气，强盛阴道。"

(2)《药性论》："能补精气之不足，易颜色，变白，明目，安神，令人长寿。"

(3)《食疗本草》："坚筋，耐老，除风，补益筋骨，能益人，去虚劳。"

(4)《本草纲目》："滋肾，润肺，明目。"

(5)《本草汇言》："润肺生津，补肾添精。"

(6)《景岳全书》："味重而纯，故能补阴。阴中有阳，故能补气。此物微助阳而无动性，故用之以助熟地最妙。其功则明耳目，壮神魂，添精固髓，健骨强筋，善补劳伤，尤止消渴。"

(7)《玉楸药解》："补阴壮水，滋木清风。"

(8)窦国祥："枸杞子养肝、滋阴、润肺。"

（四）枸杞子主治

(1)王好古《汤液本草》："主心病嗌干心痛，渴而引饮；肾病消中。"

(2)《本草述》："疗肝风血虚，眼赤痛痒昏翳。""治中风眩晕，虚劳，诸见血证，咳嗽血，痿、厥、挛，消瘅，伤燥，遗精，赤白浊，脚气，鹤膝风。"

(3)《景岳全书》："真阴虚而脐腹疼痛不止者，多用神效。"

(4)《本草图解》："弘景云，离家千里，勿食枸杞。甚言其补精强阴之功也。按枸杞平而不热，有补水制火之妙。与地黄同功。而除蒸者未尚用之，惜哉。"

(5)窦国祥："主治肝肾亏虚，头晕目眩，目视不清，腰膝酸软，阳痿遗精，虚劳咳嗽，消渴引饮，精清不育，精衰血少诸证。"

（五）枸杞子应用与配伍

枸杞子味甘质润，长于滋阴、益精、养血，为肝肾亏虚者之要药，可久用长服。

(1)治肝肾阴亏，虚阳上僭，头晕目眩者，常与清肝、潜阳之桑叶、菊花、牡蛎等同用。

(2)若肝肾阴虚，目失所养，两目干涩疼痛，羞明流泪，视物不清，常与清肝、滋肾之菊花、地黄等同用。如《医级》的杞菊地黄丸。

(3)治肝肾阴亏，肝体失养，疏泄失常，胁肋隐痛，咽干口燥，舌红少津，常与滋阴、养血之沙参、麦冬、当归以及疏肝止痛之川楝子同用，如《柳州医话》一贯煎。

(4)治肝肾两亏，筋骨失养，腰膝酸软无力，常与补肝肾，强筋骨之杜仲、续断、桑寄生，金毛狗脊，补骨脂，川牛膝等同用。

(5)治肾阳不足，阳痿遗精等证，常与附子、肉桂、肉苁蓉、阳起石及熟地、菟丝子、蛇床子等同用。在《景岳全书》中说："善补阳者必于阴中求阳"之法，用附子、肉桂配以熟地及杞子等滋补阴血之品同用，"则阳得阴助而生化无穷"。

(6)用于阴虚劳嗽，常与养阴润肺止嗽之知母、贝母、麦冬、百部、沙参、百合等同用。

(7)用于消渴，可单独用枸杞子蒸熟嚼食，更可加用滋阴生津止渴的生地、天花粉、山药、玄参等同用。黄芪具有补气降糖作用，一起配伍使用，效果更佳。

(8)治肾虚目疾，与生地、麦冬、青葙子配伍，疗效神速。(本法出自《药鉴》)

(9)治房劳腰痛，与杜仲、芡实、牛膝配伍，疗效快。(本法出自《药鉴》)

(10)治遗精，与人参配伍。《药品化义》曰："人参固气令精不遗，枸杞滋阴使火不泄，二品相须而用。"作者有时以党参代替人参使用，用党参量宜增加。

(11)疰夏：枸杞子与五味子配伍使用。

(12)治肾虚目暗，枸杞子与熟地、白茯苓、白术等同用。(本法出自《本草经解》)

(13)治肾虚腰痛，枸杞子与杜仲、萆薢同用。(本法源于《得宜本草》)

(14)治肝虚目暗，枸杞子配青盐、川椒同用。(本法源于《得宜本草》)

(15)交通心肾，枸杞子与元参、甘草同用，名坎离丹。(本方源于《重庆堂随笔》)

(16)治阴虚内热，枸杞子与地黄、五味子、麦门冬、地骨皮、青蒿、鳖甲、牛膝等配伍。

(17)治阴虚肺热咳嗽，枸杞子与天门冬、百部、枇杷叶等配伍。

(18)强心益智、调补肝肾、滋养强壮，枸杞子与龙眼、玉竹、鹌鹑配伍。

(19)补肾气、益气血、利脾胃、增精髓，枸杞子与羊肾、羊肉、粳米煮粥。

(20)治肾水干枯、身体虚弱、饮食不进、大便干燥，枸杞子配熟地、山药、菟丝子、山茱萸、龟板胶、鹿角胶等。

(21)治肝肾虚弱、精衰血少、腰酸腿软，枸杞子与熟地黄、山药、山茱萸、菟丝子、杜仲、鹿角胶、当归等配伍。

(22)补肾强身、清肝明目，枸杞与熟地、人参、灵芝配伍泡白酒，也是抗癌饮料。

(23)调养气血，温暖肌体，枸杞子与核桃仁、芝麻、龙眼、蜂蜜配伍制成甜羹。

(24)滋肾补精、养血柔肝、健脑解忧，枸杞子与黑木耳、金针菜(或发菜)、肉丝等制成枸杞咸羹。

(25)补虚止渴、祛风明目，枸杞子与鸡蛋、肉丝等制成枸杞鸡蛋肉丝汤。

(26)治少年白发，枸杞子与核桃、黑豆、何首乌、熟地、山萸肉等配伍。

(27)补养五脏，治疳化积，益气提神，枸杞子加核桃、番茄酱、鹌鹑蛋(熟)等制成菜肴。

(28)增强抗癌能力和机体抵抗力，枸杞子与香菇、蘑菇等煮成羹汤常服。

(29)治虚劳精亏，枸杞子与黄精、蜂蜜配伍。

(30)治肝肾虚弱、头晕目眩、迎风流泪，枸杞子与甘菊花、熟地、山茱萸、山药、泽泻、丹皮、茯苓、蜂蜜配伍，制成丸剂服。

(31)治肾经虚弱、眼耳昏花、云翳遮精，枸杞子配小茴香、蜀椒、芝麻、川楝子、熟地制成丸剂服。

(32)治高血压、糖尿病，枸杞子与夏枯草配伍煎水服。

(33)滋补肝肾、益精润燥，治肝肾亏损、精血不足引起的腰膝酸痛、头昏目暗、阳痿遗精，枸杞子与黄牛鞭(或鹿鞭)、肉苁蓉等配伍煮汤。

(34)滋补肝肾，补益气血，治体虚鼻衄，枸杞子与三七、鸡肉配伍制成菜肴服食。

(35)治虚劳羸瘦、脾虚腹泻，枸杞子与党参、山药、羊头等配伍制成参杞羊头服食。

(36)补益肝肾，明目驻颜，枸杞子与银耳、茉莉花等配伍制成羹汤。

(37)健脾胃，益肝肾，枸杞子与山药、猪脑配伍制成淮山枸杞炖猪脑。

(38)滋肾养肝，清心润肠，枸杞子与莲子、白糖煮汤。

(39)治肾精不足之神经衰弱，枸杞配黄精、酸枣仁。

(40)治肝阴不足之慢性肝炎及肝硬化，枸杞子与当归、熟地、沙参、麦冬配伍。

(41)治肝肾不足之头晕目眩、视力减退，枸杞子配菊花、熟地黄、山茱萸、茯苓、山药、当归、白芍、蒺藜、石决明等药煎服。

(42)治头昏、健忘、阳痿、身体虚弱，枸杞子与菊花、余甘子、制香附、榅桲、罂粟子、蜂蜜配伍制膏。

(六)枸杞子的综合利用

1 枸杞子作为保健食品的开发及中药制剂

(1)枸杞软糖　以枸杞子、白砂糖、淀粉糖浆、琼脂为原料，混合添加剂和色素加工而成。

(2)枸杞罐头　有枸杞子罐头及枸杞子银耳罐头，可以经常食用，也可配制各种中西菜肴。

(3)枸杞精　以枸杞子为主要原料，与大豆、蜂蜜、牛奶、蔗糖等配伍，用科学工艺制成的一种高蛋白、低脂肪的滋补食品。

(4)枸杞茶　以枸杞果、叶和果柄为原料，经科学配方加工成的一种保健饮料。经研究证实，产品中含有黄酮甙、香豆精甙、有机酸、甾醇、多酚、生物碱、多种维生素、18 种氨基酸以钙、磷、铁、锌、锂等 30 余种元素。枸杞茶能增强人体免疫力，对人体癌细胞有抑制作用，保肝，降低血糖。

(5) 枸杞晶口服液 是以枸杞子为原料制成的一种口服液，有保健作用。研究表明，枸杞晶口服液含有 8 种必需氨基酸、维生素 B_1、维生素 B_6、蛋白质、糖和微量元素锌、锰、硒、铬、锶、钴等。

(6) 枸杞饮料 以枸杞子为主要原料，配以白糖、胡萝卜、沙棘汁和柠檬酸等营养成分，具有较好的保健作用。

(7) 枸杞油 以枸杞种子为原料提取而成。枸杞油富含超氧化物歧化酶(SOD)，大量的不饱和脂肪酸(其中亚油酸含量高达 66.5%)，有调节脂肪代谢，预防动脉粥样硬化，促进大脑发育，抗衰老，抗黏、抗凝、美容等作用。

(8) 枸杞酒 枸杞子与黄酒配伍，浸泡坛中，密封 1~2 个月即可饮用。适于治肝虚眼痛，见风流泪。

(9) 补益杞圆酒 由枸杞子、桂圆肉配伍，泡在酒中，密封 1~2 个月即可饮用。适用于头昏眼花、腰酸心慌等症。根据《安徽省药品标准》1987 年版记述，配制方法如下：枸杞子 37.5 克，龙眼肉 50 克。以上二味，按酊剂制法中渗漉法渗漉，收集渗漉液与压榨漉渣得到的压出液，加入蔗糖 268 克搅拌溶解后，密闭静置，滤过，得枸杞桂圆酒 2 680 毫升。本品为橙黄色的澄清液体，气香、味甘。乙醇含量应为 42%以上。功能：滋养补血，明目安神。用于血虚体弱，精神萎顿。口服，每次 15~30 毫升，每日 2 次。

(10) 枸杞子浸膏溶液 据曹春林《中药制剂汇编》1983 年版介绍，用枸杞子 1 000 克，取原生药按渗漉法，用 45%醇为溶媒，收集漉液，回收醇，浓缩，过滤；测定含量后，调整至每毫升含总抽出物 150 毫克，再加入 0.25%苯甲酸，0.1%尼泊金为防腐剂，静置 8~10 天，取上层清液滤过，即得。功能滋补肝肾。用于营养不良性之眼目昏花，及糖尿病之口渴等。口服，每次 2~6 毫升，每日 2 次。

(11) 枸杞子膏 据《湖北省药品标准》1980 年版记述，取枸杞子 800 克，加水煎煮 2 次，每次 2 小时，合并煎液，滤过，滤液浓缩成清膏；取蔗糖 1 200 克，制成转化糖，加入上述清膏中，混匀，浓缩至规定的相对密度。本品为黄棕色稠厚的半流体，味甜。功能益肾生精，养肝明目。用于肝肾虚弱，腰膝酸软，头昏目眩。口服，每日 2 次，每次 9~15 克。

(12) 宁夏枸杞晶 据《宁夏药品标准》1983 年版介绍，取宁夏枸杞子 25 千克，葡萄糖 30 千克，蔗糖 70 千克。枸杞水煎煮，滤过，滤液浓缩至稠膏状，加葡萄糖、蔗糖粉混匀，制颗粒，干燥，整粒，分装成 100 袋，每袋 15 克。本品为黄棕色颗粒，味甜。功能：滋肾润肺，补肝明目安神，止渴。口服，每次 1 袋，每日 3 次，开水冲服。

(13) 枸杞药酒 据《湖南省药品标准》1982 年版记载，枸杞药酒制法：用枸杞子250克，熟地黄50克，百合25克，远志(甘草水制)25克，黄精(制)50克，白酒5000克。以上前5味药，粉碎成粗粉，混匀，按渗漉法，用白酒浸泡10~15天后，缓缓渗漉，收集漉液；另取蔗糖500克制成糖浆，加入漉液内，搅匀，静置，滤过，即得。本品为棕红色的澄清液体；气芳香，味辛甘。乙醇含量为38%~43%。功能滋肾益肝。用于肝肾不足，虚劳羸瘦，腰膝酸软，失眠健忘。口服，适量。

(14) 肝肾滋　据《江西省药品标准》1989年版记载，肝肾滋制法：枸杞800克，黄芪20克，党参100克，麦冬50克，阿胶30克。将枸杞、党参、黄芪、麦冬混合粉碎，水煎煮2次，分次滤过，合并滤液，加入阿胶小碎块，浓缩至适量，加入蔗糖500克及苯甲酸钠5.7克，煮沸使溶解，继续浓缩至相对密度1.28~1.31。本品为棕褐色稠膏，味甜微香。功能益肝明目，滋阴补肾。用于肾阴不足，气血两亏，目眩昏暗，心烦失眠，肢倦乏力，腰腿酸软。早晚加开水冲服，每次10克，每日2次。

(15) 益肾强身露　据《江西省药品标准》1989年版记载，益肾强身露制法：枸杞子338克，菟丝子263克，五味子38克，车前子75克，覆盆子188克。取枸杞子加8倍量的60%乙醇渗漉，收集初漉液90毫升备用，继续渗漉。渗漉液与枸杞子续漉液合并回收乙醇，浓缩至相对密度为1.00(85℃热测)。浓缩液与上述枸杞子初漉液合并，加苯甲酸钠适量，混匀，静置，滤过，加单糖浆200毫升，搅匀，静置，取上清液再加水至1 000毫升，搅匀，即得。本品为深棕色的液体；味甜微酸。pH应为4.0~5.5，相对密度应为1.10~1.20。功能填精补髓，益肾扶阳。用于身体虚弱，肾亏阳痿，梦遗滑精，尿液浑浊。口服，每次5~10毫升，每日2次。

2 枸杞是盐碱地造林先锋树种

枸杞是真盐植物，耐盐碱能力很强，适应范围也很广。在我国北方许多省区，在无法种植粮食和其他树种的干旱盐碱地上，种植枸杞，改良盐碱地已经取得了很好的效果。

3 枸杞是理想的绿化观赏树种

在安沙舟、刘晓媛编著的《枸杞》一书中提到枸杞婀娜多姿，叶片清秀，花朵玲珑，果实鲜红，十分美丽。既适合园林栽培，也适合街头、庭院种植，还可盆栽，是一种绿化、美化环境的理想观赏植物。

4 枸杞是家畜的优良牧草

枸杞营养丰富，嫩枝叶家畜喜食，落地果实、枯枝落叶羊喜食，是一种良好的饲料。

5 枸杞是良好的蜜源植物

花粉量多。

（七）枸杞子的中医论述

1 《本草纲目》

“今考《本经》止云枸杞，不指是根、茎、叶、子。《别录》乃增根大寒、子微寒字，似以枸杞为苗。而甄氏《药性论》乃云枸杞甘平，子、叶皆同，似以枸杞为根。寇氏《衍义》又以枸杞为梗皮。皆是臆说。按陶弘景言枸杞根实为服食家用。西河女子服枸杞法，根、茎、叶、花、实俱用。则《本经》所列气、主治，盖通根、苗、花、实而言，初无分别也，后世以枸杞子为滋补药，地骨皮为退热药，始分而二之。窃谓枸杞苗叶，味苦甘而气凉，根味甘淡气寒，子味甘气平，气味既殊，则功用当别，此后人发前人未到之处者也。”“按刘禹锡枸杞井诗云：僧房药树依寒井，井有清泉药有灵。翠黛叶生笼石甃，殷红子熟照铜瓶。枝繁本是仙人杖，根老能成瑞犬形。上品功能甘露味，还知一勺可延龄。又续仙传云：朱孺子见溪侧二花犬，逐入于枸杞丛下。掘之得根，形如二犬。烹而食之，忽觉身轻。周密浩然斋日抄云：宋徽宗时，顺州筑城，得枸杞于土中，其形如獒状，驰献阙下，乃仙家所谓千岁枸杞，其形如犬者。据前数说，则枸杞之滋益不独子，而根亦不止于退热而已。但根、苗、子之气味稍殊，而主治亦未必无别。盖其苗乃天精，苦甘而凉，上焦心肺客热者宜之；根乃地骨，甘淡而寒，下焦肝肾虚热者宜之。此皆三焦气分之药，所谓热淫于内，泻以甘寒也。至于子则甘平而润，性滋而补，不能退热，止能补肾润肺，生精益气。此乃平补之药，所谓精不足者，补之以味也。分而用之，则各有所主；兼而用之，则一举两得。世人但知用黄芩、黄连，苦寒以治上焦之火；黄柏、知母，苦寒以治下焦阴火。谓之补阴降火，久服致伤元气。而不知枸杞、地骨甘寒平补，使精气充而邪火自退之妙，惜哉：予尝以青蒿佐地骨退热，屡有殊功，人所未喻者。兵部尚书刘松石，讳天和，麻城人。所集保寿堂方，载地仙丹云：昔有异人赤脚张，传此方于猗氏县一老人，服之寿百余，行走如飞，发白反黑，齿落更生，阳事强健。此药性平，常服能除邪热，明目轻身。春采枸杞叶(名天精草)，夏采花(名长生草)，秋采子(名枸杞子)，冬采根(名地骨皮)。并阴干，用无灰酒浸一夜，晒露四十九昼夜，取日精月华气，待干为末，炼蜜丸如弹子大。每早晚各用一丸细嚼，以隔夜百沸汤下。此药采无刺味甜者，其有刺者服之无益。”

②《本草经疏》

“枸杞子，润而滋补，兼能退热，而专于补肾、润肺、生津、益气，为肝肾真阴不足、劳乏内热补益之要药。老人阴虚者十之七八，故服食家为益精明目之上品。昔人多谓其能生精益气，除阴虚内热明目者，盖热退则阴生，阴生则精血自长，肝开窍于目，黑水神光属肾，二脏之阴气增益，则目自明矣。”

“枸杞虽为益阴除热之上药，若病脾胃薄弱，时时泄泻者勿入，须先治其脾胃，俟泄泻已止，乃可用之。即用，尚须同山药、莲肉、车前、茯苓相兼，则无润肠之患矣。”

③《本草汇言》

“俗云枸杞善能治目，非治目也，能壮精益神，神满精足，故治目有效。又言治风，非治风也，能补血生营，血足风灭，故治风有验也。世俗但知补气必用参、芪，补血必用归、地，补阳必用桂、附，补阴必用知、柏，降火必用芩、连，散湿必用苍、朴，祛风必用羌、独、防风，殊不知枸杞能使气可充，血可补，阳可生，阴可长，火可降，风湿可去，有十全之妙用焉。”

④《本草通玄》

“枸杞子，补肾益精，水旺则骨强，而消渴、目昏、腰疼膝痛无不愈矣。”

“按枸杞平而不热，有补水制火之能，与地黄同功。”

⑤《本草正》

“枸杞，味重而纯，故能补阴，阴中有阳，故能补气。所以滋阴而不致阴衰，助阳而能使阳旺。虽谚云离家千里，勿食枸杞，不过谓其助阳耳，似亦未必然也。此物微助阳而无动性，故用之以助熟地最妙。其功则明耳目，添精固髓，健骨强筋，善补劳伤，尤止消渴，真阴虚而脐腹疼痛不止者，多用神效。”

⑥《本草图解》

“枸杞子味甘气平，肾经药也。补肾益精，水旺则骨强，而消渴、目昏，而腰疼膝痛，无不愈矣。陶弘景云：离家千里，勿食枸杞。甚言其补精强阴之功也。按枸杞平而不热，有补水制火之妙，与地黄同功。而除蒸者未尝用之，惜哉。”

⑦《本草求真》

“枸杞，甘寒性润。据书皆载祛风明目，强筋健骨，补精壮阳，然究因于肾水亏损，服此甘润，阴从阳长，水至风息，故能明目强筋，是明指为滋水之味，故书又载能治消渴。今人因见色赤，妄谓枸杞能补阳，其失远矣。岂有甘润气寒之品，而尚可言补阳耶?若以色赤为补阳，则红花、紫草，其色更赤，何以不言补阳、而言活血。呜呼，医道不明，总由看书辨药，不细体会之故耳。试以虚寒服此，不惟阳不能补，且更有滑脱泄泻之弊矣。可不慎乎。出甘州，红润少核者良。”

8 《玉楸药解》

“枸杞子味苦微甘，性寒。入足少阴肾、足厥阴肝经。补阴壮水滋木清风。枸杞子苦寒之性，滋润肾肝，寒泄脾胃，土燥便坚者宜之。水寒土湿、肠滑便利者服之，必生泻泄。本草谓其助阳，甚不然也。”

9 《要药分剂》

“枸杞子，按《本经》、《别录》并未分别子、皮、苗、叶，甄权、《大明》以后遂分之。但《本经》、《别录》虽总言枸杞之用，而就其所言细体会之，如《本经》言主五内邪气，热中消渴，周痹风湿；《别录》言下胸胁气、客热头痛；应指皮与苗叶言之，所谓寒能除热者是也。《本经》言久服坚筋骨，耐寒暑；《别录》言补内伤大劳嘘吸，强阴，利大小肠，应指子言之，所谓甘平能补者是也。《大明》等条分缕析，只是发挥以尽其用耳。”

10 《本草新编》

“枸杞子益阳，而兼益阴；地骨皮益阴，而不能益阳也。然而二物均非君药，可为偏裨之将，枸杞佐阳药以兴阳，地骨皮佐阴药以平阴也。”

11 《药品化义》

“枸杞，体润滋阴入肾补血，味甘助阳入肾补气，故能明目聪耳，添精髓，健筋骨，养血脉，疗虚劳损怯，骨节痛风，腰痛膝肿，大小便少利，凡真阴不足之证，悉宜用之。”

12 《重庆堂随笔》

“枸杞子，《圣济》以一味治短气，余谓其专补以血，非他药所能及也。与元参、甘草同用名坎离丹，可以交通心肾。”

13 《本草衍义》

“枸杞当用梗皮，地骨当用根皮，枸杞子当用其红实，是一物有三用。其皮寒，根太寒，子微寒，亦三等。”

“枸杞枸棘，徒劳分别。凡杞未有无刺者，虽大至於成架，尚亦有棘。但此物小则刺多，大则刺少。正如酸枣与棘，其实一物也。”

“今人多用其子，直为补肾药，是曾未考究《经》意，当更量其虚实、冷热用之。”

14《嘉祐图经本草》

“仙人杖有三种，一是枸杞，一是菜类、叶似苦苣，一是枯死竹竿之黑者也。”

“今处处有之，春生苗、叶如石榴叶，而软薄堪食，俗呼为甜菜。其茎干高三五尺，作丛，六月七月生小红紫花，随便结红实，形微长如枣核。其根名地骨。《诗·小雅》云：集于苞杞。陸玑诗疏云：一名苦杞，春生作羹茹，微苦，其茎似莓，其子秋熟，正赤。茎叶及子，服之轻身益气，今人相传，谓枸杞与枸棘二种相类，其实形长而枝无刺者真枸杞也。圆而有刺者枸棘也，不堪入药。马志注溲疏条云：溲疏有刺，枸杞无刺，以此为别。溲疏亦有巨骨之名，如枸杞之名地骨，当亦相类，用之宜辨。或云溲疏以高大者为别，是不然也。今枸杞极有高大者，入药尤神良。

15《中国药学大辞典》

“补肝肾，疗虚羸，用作强壮药。”

16《中药大辞典》

“滋肾，润肺，补肝，明目。治肝肾阴亏，腰膝酸软，头晕，目眩，目昏多泪，虚劳咳嗽，消渴，遗精。”

17《中华本草》

“养肝，滋肾，润肺。主治肝肾亏虚，头晕目眩，目视不清，腰膝酸软，阳痿遗精，虚劳咳嗽，消渴引饮。”

18《常用中草药彩色图谱》

“性平，味甘。滋补肝肾，益精明目。用于虚劳精亏、腰膝酸痛、眩晕耳鸣、内热消渴、血虚萎黄、目昏不明。”

五 枸杞子的现代研究

(一) 枸杞子的化学成分

1 营养成分

枸杞子每100克食部所含营养成分：水分72.2克、蛋白质4克、脂肪0.8克、糖类19.3克，可供热量141.8千焦耳；维生素2.7克，其中胡萝卜素8.60毫克、硫胺素0.52毫克、核黄素0.13毫克、尼克酸1.9毫克、抗坏血酸34毫克；无机盐1克，其中钙55毫克、磷86毫克、铁1.4毫克。

另外，枸杞子还含枸杞多糖(LBP)、氨基酸、色素(玉蜀黍黄素、酸浆果红素、隐黄质)等。

2 宁夏枸杞的化学成分

(1) 宁夏枸杞的成熟果实

①甜菜碱 betaine，玉蜀黍黄质，酸浆果红素(难波恒雄，等.生药学概论.日本南江堂，1990)。

②阿托品 atropine，天仙子胺 hyoscyamine (Harsh HL.et al.CA，1989，111：191.501g)。

③隐黄质 cryptoxanthin(齐宗绍，等.中药通报，1986，11(3)：169)。

④东莨菪素 scopoletin(李春生，等.中国中药杂志，1990，15(3)：171)。

⑤含钾、钙、钠、锌、铁、铜、锰、硒、铬、锶、铅、镍、镉、砷、钴、镁等元素(王杰，等.中国药学杂志，1991，26(5)：269)。

⑥枸杞多糖含量为7.09%，具有促进免疫作用(王强，等.中草药，1991，22(2)：67)。

⑦牛磺酸、γ-氨基丁酸(陈绥清，等.中国药科大学学报，1991，22(1)：53)。

(2)枸杞种子　含氨基酸、天冬氨酸、脯氨酸、丙氨酸、亮氨酸、苯丙氨酸、丝氨酸、甘氨酸、谷氨酸、半胱氨酸、赖氨酸、精氨酸、异亮氨酸、苏氨酸、组氨酸、酪氨酸、色氨酸、蛋氨酸(李春生，等.中国中药杂志，1990，15(3)：171)。

3 枸杞的化学成分

(1) 枸杞的成熟果实

①甜菜碱,玉蜀黍黄质,酸浆果红素(难波恒雄,等.生药学概论.日本南江堂,1990:232 及 NishiyamaR.CA.1965,63(4):4660)。

②含氨基酸:亮氨酸、缬氨酸、脯氨酸、丙氨酸、酪氨酸、谷氨酰胺、甘氨酸、谷氨酸、天冬氨酸、天冬酰胺、组氨酸、色氨酸等。

③挥发性成分,主要是藏红花醛 safvanal,β 紫罗兰酮 β-ionone,3-羟基-β-紫罗兰酮 3-hydroxy-β-ionone (Akiyoshi Sannai,et al.Agric Biol chem 1983,47(10:2397)。以及左旋 1,2-去氢-d-香咐子烯 1,2-dehydro-α-eyperene,马铃薯螺二稀酮 so-layetiyone)。

④维生素,100 克果实含胡萝卜素 3.39 毫克、硫胺素 0.23 毫克、核黄素 0.33 毫克、烟酸 1.7 毫克、维生素 C3.0 毫克、烟酸 1.7 毫克、维生素 C 3.0 毫克(徐国钧,等.药材学,1963,513)。

(2) 枸杞种子

①甾醇:有 4-去甲基甾醇类和 4-甲基甾醇类、4’4-二甲基甾醇类。

4-去甲基甾醇类包括胆甾醇、7-胆甾烯醇、菜油甾醇、24-亚甲基胆甾醇、异岩藻甾醇、豆甾醇、β-谷甾醇、24-甲基-5、24-胆甾二烯醇、24-乙基-5、24-胆甾二烯醇、胆甾烷醇、24-甲基胆甾烷醇、24-乙基胆甾烷醇、24-乙基-22-胆甾烯醇等。

4-甲基甾醇类包括:31-去甲基环木菠萝烷醇、31-去甲基环木菠萝烯醇、环桉烯醇、31-去甲基-8-羊毛甾烯醇、31-去甲基羊毛甾醇、钝叶甾醇、4d,14d,24-三甲基-8、24-胆甾二烯醇、31-去甲基-9 (11)-羊毛甾烯醇、4d-甲基-8-胆甾烯醇、4-甲基-7-胆甾烯醇、4-甲基-24 乙基-7-胆甾稀醇、4.24-二甲基-7-胆甾烯醇、禾本甾醇、柠檬甾二烯醇、4d,24-二甲基-7,24-胆甾二烯醇、4d-甲基-24-乙基-7、24-胆甾二烯醇等。

4,4-二甲基甾醇类包括:8-羊毛甾烯醇、环木菠萝烷醇、环木菠萝烯醇、羊毛甾醇、β-香树脂醇、羽扇豆醇、24-亚甲基-8-羊毛甾烯醇、24-亚甲基环木菠萝烷醇。

(以上资料参阅 1toh T,et a1.steroids,1977,30 (3):425;1toh T.et a1.phytochemistry,1978,17(5):971;1toh T,et a1.phytochemistry.1977,16(11):1923;Jeong Tae Myoung,et a1.C A.1979,90(13):100 109u)

②枸杞多糖,含量 5.42%~8.23%(王强,等.中草药,1991,22(2):67)。

③牛磺酸(taurine)与 γ-氨基丁酸(γ-amino-bu-tanoic acid)(参阅陈绥清,等.中国药科大学学报,1991,22(1):53)。

（二）枸杞子的药理作用

1 对免疫功能的影响

(1) 免疫调节作用

①给老年小鼠腹腔注射枸杞多糖(LBP)1~20 毫克/千克，连续 7 天，可使其脾溶血空斑形成细胞(PFC)值达到正常成年小鼠水平。

②在给予枸杞多糖(LBP)5 毫克/千克时可使 ^{3}H–TdR 渗入值提高约 10 倍。

③应用超适剂量绵羊红细胞(SRBC)免疫法(SOI)表明，适宜剂量的枸杞多糖(LBP)对老年小鼠抑制性 T 细胞(T_s)有明显调节作用，增强抑制性 T 细胞(T_s)的活性。

(①~③参阅：耿长山，等.中华老年医学杂志，1989，8(4)：236)

④低剂量枸杞多糖(LBP)5 毫克/千克可增加抑制性 T 细胞(T_s)抑制抗体的功能，当剂量增加到 25 毫克/千克、50 毫克/千克时，对抑制性 T 细胞(T_s)功能的增强作用明显下降。说明枸杞多糖(LBP)对淋巴细胞有选择性药理作用，并且有免疫调节功能。(参阅：耿长山，等.中草药，1988，19(7)：313)

⑤枸杞多糖对小鼠 T、B 淋巴细胞因子呈双向调节作用，剂量大至 1 毫克/毫升时呈抑制作用，剂量小至 10^{-5} 毫克/毫升时呈增强作用。(参阅：钱玉昆.中华微生物学和免疫学杂志 1988，8(5)：312)

⑥枸杞子对 LPS 刺激的小鼠 B 淋巴细胞增殖有双向调节作用，高浓度时抑制，低浓度时促进。

⑦枸杞水煎剂能明显增加小鼠空斑形成细胞(PFC)数量。

⑧枸杞多糖(LBP)对空斑形成细胞(PFC)具有双向调节作用。

⑨枸杞子水煎剂或枸杞多糖(LBP)均能明显提高小鼠血清中抗羊红细胞抗体效价。

⑩枸杞子提取物对淋巴细胞呈双向调节作用。高浓度(1 毫克/毫升)具有抑制作用，低浓度(10^{-6} 毫克/毫升)具有增强作用。

(2) 免疫增强作用

①通过对 Y_c，玫瑰花结和 E_A 玫瑰花结形成率的测定，证实枸杞多糖 10 毫克/10 千克给小鼠灌胃，连续 7 天，能显著地增加巨噬细胞 C_{3b} 和 F_c 受体的数量和活力，并能减弱醋酸氢化可的松对巨噬细胞 C_{3b} 和 F_c 受体的抑制作用。(参阅：黎雪如，等.中华微生物学和免疫学杂志，1990，10(1)：27)

②枸杞多糖(LBP)5 毫克/千克、10 毫克/千克，腹腔注射，可提高小鼠脾脏 T 淋巴细胞的增殖功能，增强细胞毒 T 淋巴细胞(CTL)的杀伤功能，特异杀伤率由 33%

提高到 67%。

③枸杞多糖(LBP)可以对抗环磷酰胺(CY)对小鼠 T 淋巴细胞、细胞毒 T 淋巴细胞(CTL)和自然杀伤细胞(NK 细胞)的免疫抑制作用。

④枸杞多糖(LBP)5 毫克/千克、10 毫克/千克，腹腔注射，对小鼠 T 淋巴细胞的相对增殖指数由 33%提高到 105%。环磷酰胺(CY)对细胞毒 T 淋巴细胞(CTL)的抑制率由 51%降到 19%和 36%。对自然杀伤细胞(NK 细胞)的杀伤率由 9.5%，提高到 15%~16%。

⑤枸杞多糖(LBP)5 毫克/千克腹腔注射，自然杀伤细胞(NK 细胞)的杀伤率由 12.4%提高到 18%。说明枸杞多糖增强正常小鼠和环磷酰胺(CY)处理的小鼠的 T 细胞免疫反应与自然杀伤细胞(NK 细胞)的活性。

(②~⑤参阅：王柏昆，等.中国药理学与毒理学杂志，1990，4(1)：39)

⑥应用细胞培养和小鼠腹腔巨噬细胞吞噬功能观察测定方法，观察到枸杞子提取液作用于第 35 代 $2B_8$ 细胞(体外培养的正常人胚肺二倍体纤维母细胞)，细胞则多见分裂，增殖数呈线性上升，受此作用的巨噬细胞数量增多，体积增大，伪足增多及吞噬红细胞的能力增强。(参阅：王淑兰，等.白求恩医科大学学报，1990，16(4)：325)

⑦枸杞子水煎剂 10 毫克/千克(每日量)灌服，连续 9 天，具有增强大鼠中性粒细胞吞噬死酵母菌的作用。

⑧枸杞子水煎剂 10 毫克/千克(每日量)灌肠，连续 9 天，能恢复注射过环磷酰胺的小鼠白细胞数，恢复率(%)为 79.24±18.20。

⑨枸杞子水煎剂、枸杞多糖(LBP)都能增加溶血空斑(PFC)计数，水煎剂增加溶血空斑(PFC)计数(/10^6)为 1246。

(⑦~⑨参阅：赵连根，等.天津中医，1990，(2)：30 与赵连根，等.中医杂志，1990，31(4)：244)

⑩枸杞子水煎剂 200 毫克/只灌胃，连续 14 天和 30 天，可明显对抗铅降低外周 T 淋巴细胞数，抑制迟发型变态反应和降低抗体效价等免疫毒性，表明枸杞对铅的免疫毒性有明显的拮抗作用。(参阅：尹秀琴，等.中华预防医学杂志，1993，27(3)：184)

11 枸杞多糖(LBP)用生理盐水配成 1 毫克/毫升的浓度，腹腔给药 0.2 毫升/只小鼠，连续 7 天，实验结果，枸杞多糖(LBP)对环磷酰胺(CY)和 ^{60}Co 照射所致的白细胞数降低有明显的升白细胞作用。(参阅：王强，等.中药药理与临床，1993，9(3)：39)

12 枸杞水浸液对小鼠灌胃后全身给予 X 线照射，进行了淋巴细胞转化率、腹腔巨噬细胞吞噬功能、抗体分泌功能的检测和胸腺、脾重影响的观察，结果显示：枸杞水浸液具有明显的抗 X 射线辐射作用，用药组之系列免疫指标与对照组比较，具

有非常显著的差异。(参阅:李宗山,等.滨州医学院学报,1993,16(2):13)

13 给大鼠灌服枸杞袋泡茶2毫升/只,持续两星期,可明显提高免疫球蛋白(尤其是IgM)含量和补体活性。(参阅:邢静.医学研究通讯,1989,18(2):封4)

14 老年人服用枸杞子后其IgG、IgA、IgM含量均增高。

2 抗氧化、抗衰老作用

(1)枸杞提取液在试管内有明显抑制小鼠肝匀浆过氧化脂质(LPO)的生成作用,并呈剂量反应关系。

(2)枸杞提取液在小鼠体内试验证实,枸杞提取液0.5毫克(生药)/千克、5毫克(生药)/千克灌胃,共20天,可明显抑制肝过氧化脂质(LPO)生成,并使血中谷胱甘肽过氧化物酶(GSH-PX)活力和红细胞超氧化物歧化酶(SOD)活力增高。

(3)枸杞提取液人体试验显示,可明显抑制血清过氧化脂质(LPO)生物,使血中谷胱甘肽过氧化物酶(GSH-PX)活力增高。但红细胞超氧化物歧化酶(SOD)活力未见增高。提示枸杞提取液具有抗氧化、延缓衰老的作用。((1)~(3)参阅:王慧琴,等.首都医学院学报,1992,13(2):83)

(4)枸杞多糖(LBP)能有效对抗自由基过氧化,具有调节脂质代谢的效应。(参阅:张熙,等.中国中药杂志,1993,18(2):110;詹皓,等.中国药理学与毒理学杂志,1989,3(3):163)

(5)枸杞多糖(LBP)能显著缩短果蝇从卵到蛹及卵到成虫的发育期,并能显著提高小鼠和果蝇的平均寿命。(参阅:刘菊年.中华微生物和免疫学杂志,1988,8(3):192)

3 抗肿瘤作用

(1) 用枸杞子的丙酮提取液对致癌剂诱导的突变株TA_{98}、TA_{100}有抑制突变作用,抑制率分别为91.8%、82.6%。说明枸杞子含有抗特变物质和具有抗御、阻断致突变作用。(参阅:阮萃才,等.广西医学院学报,1990,7(2):21)

(2)枸杞子冻干粉混悬液对大鼠肉瘤W_{256},枸杞多糖(LBP)对小鼠肉瘤S_{180},均能提高其机体的免疫能力并有一定的抑瘤作用。枸杞多糖(LBP)10毫克/千克腹腔注射,共7天,可使小鼠的T淋巴细胞增殖反应从0.3%(正常)提高到24.6%。

(3) 枸杞多糖 (LBP)10~20毫克/千克腹腔注射抑瘤率为31%~39%,环磷酰胺(CY)12.5毫克/千克单次皮下注射的抑瘤率为14%,与枸杞多糖(LBP)10毫克/千克合用的抑瘤率为54%,有明显的协同作用。

(4) 用枸杞子冻干粉混悬液治疗大鼠肉瘤W_{256} 1星期内白细胞即有明显回升,第14日白细胞回升到正常水平。(②~④参阅:王柏昆,等.中国药理学与毒理学杂

志，1988，2(2)：127；欧阳卓志，等.药学通报，1988，23(12)：746)

(5)枸杞子20克(生药)/千克灌胃，连续7天，能减轻环磷酰胺(CY)引起的小鼠外周白细胞减少，其升高率为30.6%。(参阅：王顺祥，等.中国中西医结合杂志，1992，12(2)：99)

(6)枸杞多糖(LBP)5~10毫克/千克腹腔注射$C_{57}BL/6$小鼠，可明显促进小鼠脾细胞增殖，将这种脾细胞以2×10^6/毫升经125~1000单位/毫升白介素-2体外诱导4天，用〔^{125}I〕UdR释放分析测LAK细胞活性，发现注射枸杞多糖(LBP)组小鼠脾细胞LAK细胞活性比注射生理盐水组提高26%~80%。枸杞多糖(LBP)注射老龄小鼠可显著促进脾细胞增殖，且LAK细胞活性可提高120%~200%。(参阅：曹广文，等.第二军医大学学报，1993，14(1)：10)

(7)通过细胞体外培养方法试验证明，枸杞子、叶对人胃腺癌KATO-Ⅲ细胞，枸杞果柄、叶对人宫颈癌(Hela)细胞均有明显抑制作用。其作用机制主要表现在抑制细胞DNA合成，干扰细胞分裂，细胞再殖能力下降。(参阅：胡庆和，等.宁夏医学院学报，1984，(1)：37)

(8)用$C_{57}BL$纯系小鼠及可移植性Lewis肺癌模型实验，结果表明，单独使用枸杞多糖对肿瘤生长无明显抑制作用，而枸杞多糖(LBP)结合放疗，显示明显的放射增敏作用，得到剂量修饰因子平均为2.05。

(9)枸杞多糖(LBP)对急性无氧肿瘤细胞也具有一定的放射增敏效应。本品对机体无明显的毒性反应。

(⑧~⑨参阅：吕长兴，等.中西医结合杂志，1991，11(10)：611)

(10)枸杞多糖(LBP)对巨噬细胞在非特异性抗肿瘤和特异性抗肿瘤过程中均有一定激活作用。(参阅：张永祥.中国药理学与毒理学杂志，1989，3(3)：169)

(11)以S_{180}荷瘤Balb/c小鼠为模型，研究发现枸杞多糖(LBP)能恢复和提高荷瘤鼠脾细胞数及活化T细胞增殖能力，促进自然杀伤细胞(NK细胞)活性和肿瘤细胞破坏因子(TNF)分泌水平，提示枸杞多糖(LBP)增强细胞免疫功能是其抑制肿瘤效应的主要机制。(参阅：刘杰麟，等.中国免疫学杂志，1996，12(2)：115)

(12)枸杞子有抗丝裂霉(MMC)诱发姊妹染色单体互换(SCE)作用，能提高DNA损伤后修复能力，降低SCE频率，对抗遗传损伤。(参阅：李泓.中草药，1995，26(9)：492)

(13)枸杞子还能促进淋巴细胞的正常增殖周期和抗丝裂霉(MMC)影响的增殖周期的增殖活力。表明本品对维护细胞正常发育，提高DNA修复能力和促进衰老细胞向年轻化方向逆转都有一定作用。(参阅：刘菊年.中华微生物和免疫学杂志，1988，8(3)：192)

4 降血脂作用

(1)枸杞可降低大鼠血中胆固醇。(参阅:梶本义卫,等.日本药理学杂志(日),1961,57(6):1053)

(2)枸杞子可降低大鼠血胆固醇,并明显抑制饱饲胆固醇和猪油的家兔血清中胆固醇的升高,有轻微的对抗家兔动脉粥样硬化形成的作用。(参阅:王浴生.中药药理与应用.北京:人民卫生出版社,1983.741;李红光.沈阳药学院学报,1991,8(3):233)

5 保肝、抗脂肪肝作用

(1)长期(75 天)饲喂含枸杞水提物(0.5%与 1%)或甜菜碱(0.1%)的饲料对四氯化碳引起的肝损害有保护作用,能抑制四氯化碳引起的血清及肝中的脂质变化,缩短硫喷妥钠睡眠时间,减少酚四溴酞钠(BSP)潴留,降低天冬氨酸转氨酶。(参阅:梶本义卫,等.日本药理学杂志(日),1961,57(6):1 053;梶本义卫,等.药学研究(日),1962,34(4):274)

(2)小鼠灌服枸杞水浸液对四氯化碳引起的肝损害有轻微的抑制脂肪在肝细胞内沉积的作用,及促进肝细胞新生的作用。(参阅:吕振志,等.中国生理科学会学术会议论文摘要汇编(药理).1964:123)

(3)给长期用电击加低剂量 γ 射线照射 5 月龄雄性应激大鼠腹腔注射枸杞多糖(LBP)5 毫克/千克和 10 毫克/千克,5 次/2 周,共给药 15 次。实验结果证明,给药组脾和脑匀浆总脂水平与对照组接近,同时脾匀浆 MDA(丙二醛)含量显著降低,此外,枸杞多糖(LBP)10 毫克/千克(每日)、15 毫克/千克(每日)用 1 星期,对四氯化碳导致的小鼠肝脂质过氧化损伤亦起到明显的保护作用。(参阅:詹皓,等.中国药理学与毒理学杂志,1989,3(3):168;贺捷,等.中国药理学与毒理学杂志,1993,7(4):293)

(4)枸杞子可降低肝组织丙二醛(MDA)含量,对抗脂质过氧化,保护肝细胞膜,使 SGPT 活性降低,CCl_4 肝损伤小鼠肝糖原含量显著升高,从而提高机体能量贮备,有利于抵御外来有害物质对肝脏的损害。(参阅:迟国兴,等.吉林中医药,1996,16(2):35)

(5)枸杞子可轻度抑制脂肪在肝脏内沉积和促进肝细胞再生。枸杞子所含有的甜菜碱对 CCl_4 中毒性肝炎有保护作用。其保肝作用可能与其作为甲基供体有关。(参阅:王浴生.中药药理与应用.北京:人民卫生出版社,1983.241)

(6)枸杞子对二乙基亚硝胺诱发的大鼠肝癌有一定的抑制作用。(参阅:苏利民,等.陕西中医,1997,18(4):184)

(7)用本品含有的天冬氨酸甜菜碱,也观察到对四氯化碳(CCl_4)中毒性肝炎有保

护效果。(参阅:DormardY.et a1.Excerpta Medica,sec 30,1974,31:3410)

(8)取 17~21 克小鼠随机分为 4 组,每组 10 只,对照组口服水 0.5 毫升/只(每日),另 3 组分别口服 50%果、果柄及叶的水提物 0.5 毫升/只(每日),连续给药 2 周后,杀死小鼠,以溶媒提取法测定每组小鼠肝中脂肪含量,以每克肝中脂肪含量为指标,与对照组相比较。同法重复 7 次。其结果(X±SD)为:对照组的 31.44±11.11 毫克/克,果组 30.40±1.93 毫克/克(P<0.05),果柄组 30.56±1.93 毫克/克(P<0.05),叶组为 27.16±1.21 毫克/克(P<0.05)。叶组与对照组比较有显著性差异。(参阅:安沙舟,等.枸杞.北京:中国中医药出版社,2001,102)

6 对造血系统的影响

(1)每日灌服 10%枸杞煎剂 0.5 毫升,连续 10 天,对正常小鼠造血功能有促进作用,可使白细胞增多。(参阅:内蒙古医学院研教组肿瘤小组,内医学报,1974,(4):76)

(2)枸杞多糖(LBP)10 毫克/千克腹腔注射,连续 3 天,小鼠骨髓中爆式红系集落形成单位 (BFU-E) 和红系集落形成单位 (CFU-E) 分别上升到对照组的 342%和 192%,外周血网织红细胞比例于给药后第 6 日上升到对照组的 218%,枸杞多糖(LBP)注射后还可促进小鼠脾脏 T 淋巴细胞分泌集落刺激因子,提高小鼠血清集落刺激活性水平;在体外培养体系中,枸杞多糖(LBP)对粒-单系祖细胞无直接刺激作用,但可加强集落刺激因子(SF)的集落刺激活性。(参阅:周志文,等.中华血液学杂志,1991,12(8):409)

(3)枸杞多糖(LBP)可使正常小鼠骨髓中爆式红系集落形成单位和红集落形成单位上升;能促进小鼠脾脏 T 淋巴细胞分泌集落刺激因子,提高小鼠血清集落刺激活性水平;在体外培养体系中,枸杞多糖(LBP)可加强集落刺激因子的集落刺激活性。(参阅:陈淑清.中药药理与临床,1990,6(3):28)

(4)本品可促进正常小鼠骨髓造血干细胞(CFU-S)增殖,明显增加骨髓单系细胞数量,促进 CFU-GM 向粒系分化。(参阅:李泓.中草药,1995,26(9):492)

(5)取 19~22 克昆明种雄性小鼠,随机分为正常小鼠组、低白细胞对照组及枸杞果、叶、果柄 3 个试验组,共 5 组,每组动物 8~10 只,正常组与低白细胞组每日以正常水灌胃,试验组分别以 50%果、果柄水提物、25%叶水提物灌胃,剂量均为 1 毫升/只·日,连续给药 9 天,第 5 天给药后,除正常小鼠组外,其余 4 组小鼠均腹腔注射环磷酰胺 70 毫克/千克。第 9 天给药 2 小时,自眼眶静脉丛采血,按常规进行白细胞计数。试验重复 3 次,结果相似。即(X±DS/毫米 ^{3})正常组为 6 358±1 281,低白细胞组为 2 659±831,二者有极显著性差异(P<0.01)。枸杞组为 4 178±1 495,与低白细胞组比较有极显著性差异(P<0.01);果柄组为 3 773±2 35,与低白细胞组比较亦有

显著性差异($P<0.05$);而叶组为 3 048±2 188,与低白细胞组无显著性差异。(参阅:安沙舟,等.枸杞.北京:中国中医药出版社,2001,102)

7 抗遗传损伤

(1)Ames 试验表明枸杞多糖(LBP)对二氨基芴在 TA_{100} 菌株的致突变活性具有明显抑制作用,在姐妹染色单位互换(SCE)研究中,加入枸杞多糖(LBP)后,丝裂霉素 C 所诱发的人淋巴细胞 SCE 频率明显降低,两者均有明显的剂量反应关系。(参阅:陶茂宣,等.中草药,1992,23(9):474)

(2)老年人口服枸杞子后具有抗丝裂霉素诱发 SCE 作用,提高 DNA 损伤后的修复能力,降低 SCE 频率,对遗传物质损伤具有保护作用。(参阅:王慕娣,等.中草药,1992,23(5):251)

8 降血糖作用

(1)早在 1936 年,经利彬等报告,枸杞有降低血糖作用。(参阅:经利彬,等.国立北平研究院生理学研究所中文报告汇刊,1936,3(1):1)

(2)宁夏枸杞提取物可引起大鼠血糖显著而持久的降低,碳水化合物耐量的升高,认为其降血糖作用乃由于其中含有胍的衍生物。(参阅:Lapinnina Lo,et a1.C A,1967,66:1 451c)

9 对神经内分泌免疫调节网络的影响

枸杞多糖(LBP)在常用剂量范围可明显增高脾重指数及增强脾淋巴细胞增殖反应,并使脾去甲肾上腺素(NA)含量下降。该作用是通过 F 丘脑 NA 的调节作用和外周免疫器官神经信息,使 NA 含量下降,同时通过下丘脑—垂体—肾上腺轴(HPA)调动血浆皮质酮参加免疫应答而实现的。(参阅:王玲,等.上海免疫学杂志,1995,15(2):120)

10 对小鼠胸腺细胞凋亡的调节作用

枸杞多糖 (LBP) 可阻止 DEX 诱导的胸腺细胞内 Ca^{2+}升高。抑制 DEX 诱导的 DNA 片断化,且抑制作用有剂量依赖性。其作用机制可能为枸杞多糖(LBP)通过降低细胞内 ca^{2+}浓度,抑制核酸内切酶活化,从而阻断细胞凋亡。(参阅:刘玉涛.北京医科大学学报,1996,15(2):120)

11 降血压作用

(1)枸杞水提取物有降低血压、抑制心脏、兴奋肠道等拟胆碱作用,甜菜碱无此

作用。(参阅:梶本义卫,等.日本药理学杂志(日),1960,56(4):151)

(2)本品可使麻醉兔血压降低,呼吸兴奋,对离体兔心呈抑制作用。本品甲醇、丙酮等有机溶剂提取物也有轻微降压作用。(参阅:中国医学科学院药物研究所等.中药志,第3册.北京:人民卫生出版社,1984.484)

(3)取2~3千克健康家兔,雌雄兼用,以乌拉坦麻醉后按常规方法手术,经换能器以多导生理记录仪描记血压与呼吸曲线,同时记录Ⅱ导联心电图。静脉或十二指肠给药。静脉给药剂量为50%水提物2毫升/千克、果柄水提物2毫升/千克、25%叶水提物2毫升/千克;十二指肠给药均为50%水提物10毫升/千克。其结果表明,果水提物对正常家兔血压无显著影响,叶和果柄则具有显著降压作用,尤以叶的作用为强。静脉给药后叶降压30%,果柄降压28%;十二指肠给药后叶降压19%,果柄降压17%,与给药前比较,均有极显著性差异($P<0.01$)。(参阅:安沙舟,等.枸杞.北京:中国中医药出版社,2001,102)。

12 抗辐射、升高白细胞作用

(1)枸杞多糖2(LBP_2)能明显促进辐射损伤小鼠免疫功能的恢复,可使受照射的小鼠胸腺指数、脾细胞对ConA·LPS的增殖反应等均明显增强。表明其对放射病的治疗有重要意义。(参阅:王玲,等.上海免疫学杂志,1995,15(4):209)

(2)枸杞多糖(LBP)对^{60}Co照射所致白细胞数降低有明显的升高白细胞作用。(参阅:苗明三,等.食疗中药药理学,北京:科学出版社,2001,377)

13 耐缺氧作用

(1)枸杞水煎剂(13.23%浓度)给予小鼠口服0.3毫升/20克,每日1次,30天后可使小鼠皮肤羟脯氨酸含量增加15.5%,能显著增强小鼠的耐缺氧能力,能显著延长小鼠游泳时间。

(2)枸杞子水煎剂(13.23%浓度)给小鼠腹腔注射,其耐缺氧能力与对照组生存时间27.9±1.3分钟相比较, 枸杞子组为37.5±2.5分钟。表明本品有耐缺氧作用。((1)、(2)均参阅:陈淑清.中药药理与临床,1990,6(3):28)

14 雌激素样作用

(1)对摘除卵巢小鼠子宫的影响　取17~21只小鼠,摘除双侧卵巢并经阴道涂片证明为摘除完全者。随机分为两组,一组为对照组(饮水),口服0.5毫升/只·日;另一组为实验组(饮50%果水提取物),口服0.5毫升/只·日。连续给药14天后,杀死小鼠,摘除子宫称湿重,比较子宫增重上的差异。结果表明:($\bar{X}\pm DS$)对照组为38.17±7.40毫克/100克体重;给药组为50.08±12.95毫克/100克体重,两者有极显著的差异(P<0.01)。

(2) 对未摘除卵巢小鼠子宫的影响　同法以正常小鼠进行比较，对照组为183.02±25.85 毫克/100 克体重；果组为 305.64±43.33 毫克/100 克体重(P<0.05)；果柄组为 334.48±48.46 毫克/100 克体重(P<0.05)；叶组给药方法改以 10%水提物为小鼠饮用水，对照组饮正常水，其结果对照组为 369.52±55.38 毫克/100 克体重，叶组为 237.18±27.07 毫克/100 克体重(P<0.05)。上述结果表明，果及果柄组小鼠子宫增重均明显大于对照组，叶组则相反。(参阅：安沙舟，等，枸杞.北京：中国中医药出版社，2001.101)

15 其他作用

(1) 抗疲劳作用　本品水煎剂(13.23%浓度)给予小鼠口服 0.3 毫升/20 克，每日 1 次，30 天后可提高小鼠羟脯氨酸浓度，从而提高肌力，使抗疲劳能力增强。(参阅：陈淑清.中药药理与临床，1990，6(3)：28)

(2) 对淋巴因子及其受体表达的影响　本品对丝裂原诱导的 T、B 淋巴细胞增殖反应有明显促进作用。对白介素-2(IL-2)的产生具双向调节作用。枸杞多糖(LBP)能显著促进小鼠脾细胞和白介素-2(IL-2)的产生，对白介素-3 呈双向调节作用。枸杞多糖(LBP)可明显促进 LPS 诱导的肿瘤细胞坏死因子(TNF)的产生。(参阅：苗明三，等.食疗中药药物学，北京：科学出版社，2001，377)

(3) 抗应激作用　电击加低剂量 γ 射线照射后，大鼠的脾重指数明显降低，大脑皮层指数明显升高，脾和大脑皮层总脂含量明显降低，脂质过氧化产物丙二醛明显增加。腹腔注射枸杞多糖(LBP)可见给药组脾和脑匀浆总脂水平接近对照组，脾匀浆 MDA 含量显著降低。表明枸杞多糖(LBP)具抗应激作用。(参阅：詹皓.中药药理学与毒理学杂志，1989，3(3)：163)

(4) 促进乳酸杆菌生长　枸杞提取物能促进乳酸杆菌之生长，并刺激其产酸。本品提取液能促进干乳酪乳酸杆菌和嗜酸乳酸杆菌的生长和产气量。(参阅：Ryn-zo Nishiyama. C A.1966.64：20 530b；中国医学科学院药物研究所等.中药志.第 3 册.北京：人民卫生出版社，1984，484)

(5) 增加鸡产蛋量　甜菜碱为生物刺激剂，每吨饲料中加入甜菜碱 4~6 千克，可使雌雏鸡和雄雏鸡体重分别超过对照组 12%~13%与 17%~18%；每吨饲料中加入甜菜碱 8 千克，可增加产蛋量，超过对照组 24.3%。(参阅：LiAI，et a1.C A，1976，85：31 872v)

(6) 5%枸杞水煎剂用平板法对金黄色葡萄球菌有抑制作用。(参阅：安沙舟，等.枸杞，北京.中国中医药出版社，2001，103)

16 毒性作用

(1)急性毒性试验对果、叶及果柄的水提物,按寇氏法以小鼠静脉注射测得半数致死量分别为:果 3.115±0.338 克/千克,叶 0.816±0.091 克/千克,果柄 3.044±0.336 克/千克。(参阅:安沙舟,等.枸杞.北京.中国中医药出版社,2001.101)

(2)甜菜碱进入体内以原形排出,大鼠静注 2.4 克/千克,未见有毒性反应。(参阅:Sollmann T.A Manu-a1 of pharmacology,8th Ed,1957:414)

(3) 枸杞水提取物小鼠腹腔注射 25 克/千克,10 分钟内出现全身痉挛, 呼吸停止。(参阅:梶本义卫,等.日本药理学杂志(日),1960,56(4):151)

(4) 枸杞水提取物小鼠皮下注射的 LD_{50} 为 8.32 克/千克, 而甜菜碱为 18.78 克/千克,表明前者毒性较后者大 1 倍多。(参阅:Shogo Kurokawa.C A,1962,57:11 822c)

(三)枸杞子的临床应用研究

1 调节人体免疫功能

宁夏枸杞子提取物胶囊,每粒 25 毫克,口服,每次 50 毫克,每日 2 次,4 星期为 1 个疗程,共 2 个疗程。观察对 30 例 60 岁以上老年人免疫功能的调节作用。服药前细胞免疫值低于平均值的老年人在服药后第 4 星期有效果, 于第 8 星期时更为突出。

本组病例之淋巴母细胞转化率(LCT)、E-玫瑰花环试验(E-RFC)之值均略低于平均值,免疫球蛋白 IgG、IgM 高于正常值,胆固醇及 β-脂蛋白接近正常值,而三酰甘油高于正常值。服药 4 星期及 8 星期测定,仅胆固醇及 LCT 及男性 E-玫瑰花环试验(E-RFC)有显著差异,其他各项指标均不显著,女性尤以胆固醇脂更为明显。85%以上老年人在服药后,睡眠及食欲均有明显改善,其中体力增强和感冒次数减少者占 29%~58%,30%的男性老人夜尿次数减少。(参阅:盛宝珠,等.中药药理与临床,1988,(2):43)

2 治疗银屑病

用宁夏枸杞子粗提取物 25 毫克,入胶囊 1 粒,每次服 2 粒,早晚各 1 次,两个月为 1 个疗程。观察对银屑病等皮肤病患者免疫功能的影响,设立服用枸杞子胶囊组 50 例,服安慰剂组 20 例作对照。结果:服枸杞子组 T-淋巴细胞转化率(LBT)和活性 E 花环(E_{α}RFC 即活性玫瑰花环)均显示提高;临床发现枸杞子对其中 27 例各型银屑病的疗效较为明显，有效率为 73.5%，其细胞免疫指标亦有明显提高，而对照组 3 例均无效。(参阅：李习舜，等.中药药理与临床，1988，(2)：45)

3 枸杞子多糖(LBP)治疗肝癌

用枸杞子多糖(LBP)，每次口服 50 毫克，早晚各 1 次，共服两个月以上，治疗 20 例原发性肝癌，结果能改善症状和改善免疫功能低下状态，延长生存期，平均存活期达 11 个月，存活 1~3 个月 3 例，4~6 个月 6 例，7~9 个月 1 例，10~12 个月 4 例，16~18 个月 3 例，18~21 个月 1 例，22~24 个月 2 例。服用枸杞子多糖(LBP)1~2 星期后精神好转者 90%(18/20)，食欲增加者 80%(16/20)，肝区胀痛不适减轻者 45%(9/20)，睡眠改善者 65%(13/20)，大便规律者 70%(14/20)。服用两个月后进行免疫功能测定，OT 试验由阴性转阳性者 8 例 (40%)，LBT 有不同程度的升高，E_t-RFC 有 6 例上升 10%~20%，E_α-RF_c(活性 E 花环)有 8 例上升 5%~10%；LBF、Ft-RE_c、E_α-RE_c 三项均升高者 6 例(30%)；AFP(胎甲球)转阴者 7 例，SGPT(谷丙转氨酶)、γ-GT(γ-谷氨酰转肽酶)、ARP 均转正常。同时可减少化疗药物 5-F_u、喃氟啶对造血系统的抑制等毒副反应，也增强抗癌免疫监视系统。(参阅：顾树南，等.中药药理与临床，1990，(6)：38)

4 老年保健

(1) 通过对 20 例服药前后老龄人的体检，T 淋巴细胞及其淋巴因子白介素-2(IL-2)的活性动态观测，发现在服用枸杞防衰剂 3 周后，2/3 以上的老人 T 细胞转化功能平均增加 3.28 倍(1~7 倍)，IL-2 的活性平均增加 2.26 倍(0.4~5 倍)。临床一般表现为精神振奋，食欲好，睡眠好，久服不仅延缓衰老进程，且可增强抗感染、抗肿瘤和免疫监视功能。(参阅：钱玉昆.北京医科大学学报，1989，21(1)：31)

(2)73 例老年人服用枸杞提取物(50 毫克/次，1 日 3 次)后 ERF_c%、LBT、LZM 和 T 细胞绝对值均较服药前明显提高。(参阅：刘菊年.中华微生物学和免疫学杂志，1988，8(3)：192)

(3)宁夏枸杞提取物(50 毫克/次，1 日 3 次)能明显增加老年人 ERF_c%及 T 淋巴细胞转化率，并能增加外周白细胞总数及嗜中性粒细胞数。(参阅：李东阳.中草药，1989，20(1)：26)

5 治老年人夜间口干

睡前取枸杞子 1 把(约 30 克)，嚼服，治疗老年人夜间口干症 30 例，痊愈 24 例，好转 6 例。多数可在用药 10 天见效。(参阅：段龙光.新中医，1989，2(16)：3)

6 治疗脑疽

将适量枸杞子放瓦片上烤焦研细。临用时视脑疽红肿大小，取10~20克药粉，用菜油糊状敷于患处(范围比红肿面略大，厚约2毫米)。敷后1小时许患处即有针刺样感觉，此乃药力所为。以后疼痛渐减以致消失。1日1换，3~5次即愈。(参阅：潘正夏.四川中医，1993，11(7)：40)

作者注解：疽是局部皮肤下发生的疮肿，有头疽是以初起皮肤上有脓头为特征的一类疽证。脑疽属于有头疽。这是外科常见的较为严重的疾病，相当于西医的“痈”。初起脓头呈粟粒样，掀热红肿疼痛，易向深部及四周扩散，脓头也相继增多，溃烂之后，状如蜂窝。由于脓液一时不易畅泄，而向周围蔓延扩大，故范围常超过9厘米，有的甚至大于30厘米。凡皮肤较厚的坚韧之处都可发生，以成年后、中年和老年者为多。一般发于项后、背部者，常不易透脓，内陷变证较多，故病情较重；发于四肢者，容易透脓，内陷变证少见，故病情较轻。本病由于发生部位不同而名称各异，脑疽就是生于脑后(项后)的一种有头疽。发病原因，多半由于感受风温湿热之毒，以致经络阻隔，毒邪凝聚而生；或由于情志内伤，气郁化火，劳伤肾精，火邪炽盛；或由于恣食厚味，脾胃失运，湿热火毒内生所致。总之，本病的病因病机为外感风温、湿热，内有脏腑蕴毒，凝聚肌表，以致气血凝滞，经络阻隔。若素体虚弱，则更易发病，如消渴(西医的糖尿病一类)患者常并发本病。又如阴虚之体，每因水亏火炽，而使热毒蕴结更甚；气血虚弱者，每因毒滞难化，不能托毒外出。常可致病情加剧。对脑疽的治疗应特别重视，若用本法疗效不明显时，宜尽快加用具有清热解毒、清热利湿的中药内服、外治。也可加用西药抗生素类协同治疗，切忌延误病情，带来不良后果。

7 治疗男子精少不育

枸杞子，每晚15克嚼碎咽下，连服两个月为1疗程，精液常规转正常后再服1疗程，服药期间适戒房事。治疗42例，其中无精子6例，少精子36例，精子活力一般25例。经服药1疗程精液常规转为正常者23例，两个疗程恢复正常者10例，其余9例中有6例原无精子者服药后仍无精子，3例疗效不佳，2年后随访，精液常规转正常者均已有后代。(参阅：董得卫.新中医，1988，20(2)：20)

作者注解：对精液标本正常值通常使用以下标准。

精液量：2.0毫升或更多。

pH值：7.2~8.0。

精子浓度：20×10^6/毫升或更多。

总精子数≥40×10^6/一次射精。

活力：射精后60分钟内，50%或更多具有前向运动(即a级和b级)，或25%、或更多具有快速前向运动(a类)。

形态：30%或更多系正常形态。

存活率：75%或更多存活，即不被着色。

白细胞：少于1×10^6/毫升。

免疫珠试验：附着珠上的精子少于20%。

MAR试验：附着粒上的精子少于10%。

另外，有条件者还可做以下各项检查：

α-葡萄苷酶(中性)：20毫单位或更多/一次射精。

锌(含量)：2.4微摩尔或更多/一次射精。

柠檬酸(总量)：52微摩尔或更多/一次射精。

酸性磷酸酶：200单位或更多/一次射精。

果糖(总量)：13微摩尔或更多/一次射精。

一些精液变量的术语：

少精子症：精子浓度低于20×10^6/毫升。

弱精子症：具有前向运动的精子少于50%(a级和b级)或a级精子少于25%。

畸精子症：具有正常形态的精子少，有30%。

少、弱、畸精子症：表示三种变量均异常(两种变量异常时，可用两个前缀)。

无精子症：所射精液中无精子。

无精液症：不射精。

8 治疗肥胖病

枸杞子每日30克，当茶冲服，早晚各1次。治疗肥胖症5例，连用4个月后体重均降至正常范围。(参阅：景修虎.新中医，1988，20(7)：37)

作者注解：体重如果超过标准20%以上的，称为肥胖症。标准体重的简便计算法：

婴儿

1~6个月

标准体重(克)=出生体重(克)+月龄×600。

7~12个月

标准体重(克)=出生体重(克)+月龄×500。

1岁以上

标准体重(千克)=8+年龄×2。

成人　男性

标准体重(千克)=身高(厘米)-105。

女性

标准体重(千克)=身高(厘米)-102。

9 治疗慢性肝病

用枸橼酸甜菜碱治疗131例各种慢性肝脏疾患，认为有较好的疗效。(参阅：王浴生.中药药理与应用.北京：人民卫生出版社，1983.741)

10 治疗慢性萎缩性胃炎

枸杞子洗净，烘干，打碎，分装，每日20克，分两次于空腹时嚼服，两个月为1疗程。治疗慢性萎缩性胃炎20例，显效15例，有效5例；16例胃镜及活检，显效7例，有效6例，无改变3例。(参阅：陈绍荣.中医杂志，1987，28(2)：12)

11 治疗疖肿

枸杞子15克，烘脆研末，加凡士林50克制成软膏，外涂患处，每日1次，治疗疖肿有良效。

12 治疗褥疮

枸杞子50克，烘脆研末，麻油200克，煮沸，冷却倒入枸杞子粉，加冰片0.5克。搅匀，外敷疮面，每日1换，治疗褥疮有较好疗效。

13 治疗烫伤

枸杞子40克，烘脆研末，麻油120克，加热到沸，倒入枸杞子粉搅匀，浸药油涂患处，每隔6小时涂药1次，治疗烫伤有良效。(11~13均参阅：蒋立基.中医杂志，1985，26(5)：69)

六 枸杞子的服食方法

(一)用法与用量

(1)单味内服,煎剂,用量 5~15 克。

(2)配伍其他食物和药物内服,可制成丸、散、膏、酒剂等,也可制成煎剂、茶剂、菜肴、粥类、饭类等,用量在 10 克左右。

(3)根据中国中医研究院研究结果表明,枸杞子传统的"炖、泡、煮"等食用方法,吸收率最多只能达到 2.03%,大部分有效物质不是被破坏,就是被浪费了。研究报告指出枸杞中能够被人体吸收的枸杞多糖(LBP),仅占枸杞总量的 1/125 左右。而传统"炖、泡、煮"等食用方法并不能把这些真正的有效成分吸收出来。具体表现在:

①破坏有效成分——枸杞子有效成分大都为热敏性有机物,如维生素 A(明目成分)、甜菜碱(保肝成分),长时间的"炖、泡、煮"会分解这些有效成分。

②浪费有效成分——"炖、泡、煮"使枸杞中的有效成分并不能完全浸出来,如枸杞多糖(LBP),这些有效成分不能被人体吸收,直接随粪便排出,自然造成浪费。

实际上,能否成功提取含量只有 1/125、分子量在特定区段的枸杞多糖(LBP),已经成为评价枸杞产品是否优良的标准。目前国内能够完全提取枸杞多糖(LBP)有效成分的只有中国人民解放军军事医学科学院一家单位。(本段资料摘自《食品科技》,供读者参考)

(4)《扬子晚报》曾在《繁星》版登过一篇曲令敏写的《甜菜芽和红秦椒》,讲的是平顶山地区居民服用枸杞的情况,现将该文摘录,供读者参考。

"甜菜芽其实就是枸杞,老家的人不知道它叫枸杞,一开始就叫它甜菜芽。春天到来的时候,风吹着生长在荒僻的沟坡或是老坟园里的甜菜芽,一天一天把一丛丛灰白带刺的枝条吹软,这些扎人的家伙伸个懒腰从冬眠中醒来,抖抖缝衣针似的长刺,憋不住长出一天大一天的新芽。是新芽,可不是新叶!太阳晒着,雨水催着,出罢正月到二月,那些小不点儿就抽出好长,可以掐下来焯焯当菜吃了,所以人们叫它甜菜芽。孩子们从来都不这么叫,"甜菜芽",多难听啊! 孩子们只叫它"红秦椒。"

(5)《救荒本草》上说:"采叶炸熟,水淘洗,油盐调食,作羹食皆可。"

(6)《遵生八笺》记载的烹调方法是;"凡欲食此野品者,须要摘洗洁净……先办料头，每醋一大酒盅，入甘草末1.5克，白糖霜5克，麻油半盏，和起作拌菜料头，或加捣姜少许。"

(7)《食宪鸿秘》记述枸杞饼及枸杞膏制作方法："深秋摘红熟枸杞，蒸熟。略加白梅卤拌润。用山药、茯苓末加白糖少许捣和成剂，再蒸过，印饼。""多采鲜枸杞，去蒂，入净布袋内，榨取自然汁，沙锅慢熬，将成膏，加滴烧酒一小杯收贮，经年不坏。(或加炼蜜收亦可，须当日制就，如隔宿则酸)。"

作者注：印饼，即用模子压成饼。或加炼蜜收，或者加炼过的蜂蜜，使膏子变稠。

(8)故乡上海嘉定钱门塘有"生煸枸杞头"一菜，方法是摘取枸杞新嫩鲜叶，放入旺火热锅中厚油煸炒，随后加入精盐、白糖、味精等调味及加高汤。味道清鲜，略带苦味。

(9)临床应用枸杞子治病或保健养生时，作者均采用一种统一的方法，即不管你用"泡法、炖法、煮法"，最后把枸杞全部嚼食，不宜浪费。

(二)服食宜忌

(1)《本草经疏》："若病脾胃薄弱，时时泄泻者勿入。"

(2)《本草汇言》："如脾胃有寒痰冷癖，时作泄泻者勿入。"

(3)《千金食治》："谚云：'去家千里勿食萝摩、枸杞。'"

七 常用古今方选

(一)常用方选

1 杞菊地黄丸(《医级》)

【组成】熟地24克(八钱)、山茱萸12克(四钱)、干山药12克(四钱)、泽泻9克(三钱)、茯苓(去皮)9克(三钱)、丹皮9克(三钱)、枸杞子9克(三钱)、菊花9克(三钱)。

【用法】上为末,炼蜜为丸,如梧桐子大,空心温水化下三圆(现代用法:炼蜜为丸,每丸约重15克,成年人每服一丸,日3次,空腹时服,开水送下,或水煎服)。

【功用】滋补肝肾,兼有养阴本肝,滋水明目之功。

【主治】肝肾阴虚,腰膝酸软,头目眩晕,耳鸣耳聋,羞明畏光,迎风流泪,视物昏花,盗汗遗精,以及小儿囟开不合之症。或虚火上炎而致骨蒸潮热,手足心热,或消渴,或虚火牙痛,口燥咽干,舌红少苔,脉细数。

【方解】本方系将《小儿药证直诀》的六味地黄丸(原名地黄丸)加枸杞子、菊花所组成。方中熟地滋肾阴,益精髓是为君药。山茱萸酸温滋肾益肝,山药滋肾补脾,共成三阴并补以收补肾治本之功,亦即王冰所谓:"壮水之主以制阳光"之义。另有三泻之意,泽泻配熟地而泻肾降浊;丹皮配山茱萸以泻肝火;茯苓配山药而渗脾湿。补泻并用,以补为主,"泻"只是为了防止滋补之品产生滞腻之弊。枸杞子、菊花的加用,滋肾养肝,兼有养阴平肝,滋水明目的作用。

【按语】费伯雄在《医方论》中谈"六味地黄丸"时说:"此方非但治肝肾不足,实三阴并治之剂。有熟地之腻补肾水,即有泽泻之宣泄肾浊以济之。有萸肉之温涩肝经,即有丹皮之清泻肝火以佐之。有山药之收摄脾经,即有茯苓之淡渗脾湿以和之。药止六味,而大开大合,三阴并治,洵补方之正鹄也。"现在"六味地黄丸"基础上加用枸杞子、菊花,增强了养阴补血,益精明目,以及疏风、清热、解毒等作用,使用范围较"六味地黄丸"更广。作者临床应用,认为杞菊地黄丸特别适合治疗因肝经风热或肝火上炎所带来的一系列症状,如高血压病人的面红耳赤,头昏目眩,步行不稳,头重脚轻,耳鸣耳聋,有时头痛及顶等症状,用之有良好的治疗效果。

目前由河南省宛西制药有限公司生产的"杞菊地黄丸(浓缩丸)",每次8丸,日服3次。另由江苏常州市聚荣制药集团公司生产的“杞菊地黄口服液”，每次服1支，每日服2次。

2 菊睛丸(《局方》)

【组成】枸杞子90克(三两)、巴戟(去心)30克(一两)、甘菊(拣)120克(四两)、苁蓉(酒浸，去皮，炒，切，焙)60克(二两)。

【用法】上药均研细末，炼蜜为丸，如梧桐子大。每服30~50丸，温酒或盐汤下，空心食前服。

【功用】补益肝肾。

【主治】肝肾不足，眼目昏暗，瞻视不明，茫茫漠漠，常见黑花，多有冷泪。

【方解】枸杞子主要应用于肝肾虚损、精血不足所致的腰膝酸软、头昏、耳鸣等症；以及肝肾不足、精血不能上济于目所致的眼目昏花和视力减退。巴戟天辛、甘，微温，归肾、肝等。能补肾阳，强筋骨，祛风湿。主要用于肾虚阳痿、遗精早泄、腰膝酸软、尿频遗尿等症；以及肝肾不足所致的筋骨痿软、行步艰难，或久患风湿而肝肾虚损。菊花疏风清热，解毒，明目。苁蓉甘、咸、温。补肾益精，润肠通便。故本方从补益肝肾，补益精血和疏风清热这三个途径来达到“明目”的目的。

3 四神丸(《瑞竹堂经验方》)

【组成】甘州枸杞子500克(一斤)、蜀椒30克(一两)、小茴香30克(一两)、脂麻30克(一两)、川楝肉适量，熟地黄、白术、白茯苓各30克(一两)。

【用法】枸杞子用好酒浸透，分成4份，125克用蜀椒炒，125克用小茴香炒，125克用脂麻炒，125克用川楝肉炒，拣出枸杞，加熟地黄、白术、白茯苓为末，炼蜜丸，如梧桐子大。日服五七十丸(50~70丸)。

【功用】补益肝肾，益精明目。

【主治】肾经虚损，眼目昏花，或云翳遮睛。

【方解】枸杞子养阴补血，益精明目。蜀椒辛、热。温中、止痛，补右肾合门(《本草纲目》)。小茴香辛，温。祛寒止痛。《开宝本草》记：“主膀胱、肾间冷气及盲肠气，调中止痛，呕吐”。脂麻(芝麻)性味甘、平，质脂多润，滋肝肾，润肠胃，乌须发。川楝肉性味苦，寒。功能杀虫，行气止痛。《神农本草经》载：“利小便水道”。枸杞子与蜀椒、小茴香、脂麻同炒，主要加强对肾的温补和滋润。枸杞子与川楝肉同炒更有利通利尿道。熟地黄滋阴，补血。主治肝肾阴虚和血虚诸证，肝血不足则眼目昏花。白术性味苦、甘，温。方中补脾益气，燥湿利水。具有明显的利尿作用。茯苓性叶甘、淡，平。利尿渗湿，健脾补中。故本方重在补肝肾，兼健脾益气。

【按语】与本方同名的有《丹溪心法》中的“四神丸”和《内科摘要》中的“四神

丸”。前者由毕澄茄、香附、吴茱萸、木香组成。主治寒疝腹痛。后者由肉豆蔻、补骨脂、吴茱萸、五味子、生姜、大枣组成。主治脾肾虚泻，或久痢虚痛。

4 杞菊地黄口服液(《江西省药品标准》1989年)

【组成】枸杞子33克、菊花33克、熟地黄130克、山药65克、茯苓50克、泽泻50克、山茱萸(制)65克、牡丹皮50克。

【制法】将菊花、牡丹皮按水蒸汽蒸馏法，收集馏液50毫升，另存备用。剩余药渣与枸杞子、熟地黄、山茱萸、山药、泽泻五味加水煎煮2次，合并煎液，滤过，滤液浓缩至380毫升，放冷，加乙醇使含醇量达70%，搅匀，静置48小时，滤过，回收乙醇；茯苓加水煎煮2次，合并煎液，滤过，滤液浓缩至适量；将馏液和煎液合并，加单糖浆250毫升，苯甲酸2克，搅溶，加水至1000毫升，搅匀，滤过，即得。本品为棕黄色液体；气香，味微酸。pH应为3.0~4.5。相对密度应为1.04以上。

【功用】滋肾养肝。

【主治】肝肾阴虚，头晕目眩，耳鸣，畏光流泪，视物昏花。

【用法】口服，每次10毫升，每日2次。

5 茯苓丸(《证治准绳》)

【组成】枸杞子(酒蒸)125克(四两)、白茯苓(去皮)250克(八两)、当归62.5克(二两)、菟丝子(酒浸，蒸)125克(四两)、青盐(另研)31.25(一两)。

【制法】上为细末，炼蜜和丸，如梧桐子大。

【用法】每服70丸，食前用白汤送下。

【功用】补益肝肾。

【主治】男子肾脏虚耗，永不上升，眼目昏暗，远视不明，渐成内障。

【方解】枸杞子养阴补血，益精明目；茯苓利水渗湿，健脾补中，善安心神；当归补血、活血，柔肝、和血；菟丝子补肾益精，养肝明目，适于肾虚阳痿、遗精早泄、耳鸣、头昏诸症；青盐咸、寒，润燥、滋肾，在方中有引药入肾之意。

【按语】与本方同名的还有《百一选方》引《指迷方》，亦称指迷茯苓丸。其组成和功用等与本方不同。指迷茯苓丸由半夏、茯苓、枳壳、风化朴硝四味组成。上为末，自然汁煮糊为丸，如梧桐子大。每服30丸，生姜汤下。现代用法：为末，姜汁糊丸，每服6克，姜汤或温开水送下。功用：燥湿行气，软坚消痰。主治痰停中脘，两臂疼痛，或四肢浮肿，舌苔白腻，脉弦滑。本方所治之两臂疼痛与四肢浮肿，皆属痰停中脘，流于四肢所致。

6 杞子杜仲酒(作者起名,录自《千金要方》)

【组成】枸杞子、地骨皮各500克(一斤)、川萆薢、川杜仲各312.5克(十两)。

【制法】俱晒燥,微炒,以好酒三斗,净坛内浸之,煮一日,滤出渣。

【用法】早晚随意饮之。

【功用】壮腰补肾。

【主治】肾虚腰痛。

【方解】枸杞子养阴补血,益精明目。《神农本草经》载:"久服坚筋骨。"地骨皮清虚热,泻肺火。《医学启源》记:"解骨蒸肌热,主消渴,风湿痹,坚筋骨。"《主治秘要》云:阴,凉血。"川萆薢利湿浊,祛风湿。《神农本草经》述:"主腰肾痛强、骨节风寒湿周痹……"杜仲补肝肾,强筋骨。并有降压,安胎作用。是治疗肾虚腰痛、下肢痿软的要药,由于有安胎之效,故孕妇(妊娠三个月后)少量服用,也有治疗腰膝酸痛的作用。

【按语】本方配方细致严谨,主治病症明确,既适合于肾虚引起的腰腿酸痛,下肢无力,也适合于高血压、腰椎骨质增生、高血压等病症引起的腰膝酸痛,下肢软弱无力。对慢性腰肌劳损也可饮服,有较好的止痛、活血、通络作用。对于肝肾两虚型高血压病,服之也有轻度降压作用,并减轻头昏、耳鸣、腰酸等症状。

7 杞子羌独丸(作者起名,录自《圣惠方》)

【组成】枸杞子500克(一斤)、真汉防己125克(四两)(俱用酒拌炒)、真羌活、独活各31.25(一两)、川牛膝、木瓜各15.6克(五钱)。

【制法】俱微炒,研为末,炼蜜丸梧桐子大。

【用法】每早服9克(三钱),白汤下。

【功用】祛风湿。

【主治】风湿痹症。

【方解】枸杞子养阴补血,益精明目,久服坚筋骨。汉防己除风湿,止痛,利水。主治湿热所致的肢体疼痛及风湿痹痛。羌活散寒解表,祛风湿,止痛,尤其多用于上半身疼痛。独活祛风胜湿,止痛,尤宜于风寒湿痹之偏于身半以下者。所谓"羌活治游风,独活治伏风",即是此意。川牛膝活血祛瘀,引血下行,补肝肾,通淋涩。《神农本草经》记:"主寒湿痿痹、四肢拘挛、膝痛不可屈伸"。《大明本草》记:"治腰膝软怯冷弱"。《本草经疏》记:"走而能补,性善下行"。木瓜平肝和胃,去湿舒筋。主治吐泻转筋,湿痹,脚气,水肿等症。

【按语】本方可治全身上下之风湿痹症,临床应用体会,对治下半身之风湿痹痛效果明显。因方中除羌活祛游风,主治上半身风湿痹痛外,其余几味药性均主下行。

本方对于风湿伴有小腿时常抽筋者效果亦佳。暑天后因吐泻失水而小腿抽筋者亦可选用。

8 杞子双地丸(作者起名,录自《千金要方》)

【组成】枸杞子(酒拌微炒)250 克(八两)、地骨皮(微炒)313 克(十两)、麦门冬(去心)、熟地黄各 125 克(四两)。

【制法】枸杞子、地骨皮共研为末,麦门冬、熟地黄酒煮捣膏,二者共为丸,梧桐子大。

【用法】早晚各服 12 克(四钱),白酒下。

【功用】除烦止渴补虚。

【主治】虚劳烦渴不止。

【方解】枸杞子养阴补血,益精明目。《名医别录》记:“补内伤大劳嘘吸,坚筋骨”,“补益精气,强盛阴道”。《药性论》述:“补益精诸不足”。地骨皮清虚热,治消渴,《食疗本草》记:“去骨热消渴”。麦门冬养阴益胃,润肺清心。适于热伤津液、咽干口渴。《本草从新》记:“润肺清心,泻热除烦,化痰行水”。《神农本草经》记:“主羸瘦短气。”熟地黄补血,滋阴。《本草纲目》记:“填骨髓,长肌肉,生精血,补五脏内伤不足,通血脉,利耳目,黑须发,男子五劳七伤、女子伤中胞漏,经候不调,胎产百病。”

【按语】本方补虚劳、兼清虚热,亦主虚热烦渴。对于肝肾阴虚型高血压者亦宜。若有肺痨阴虚伤津、骨蒸潮热、烦渴不止,心烦失眠者亦宜用本药。

9 枸杞子散(《圣惠方》)

【组成】枸杞子 31.25 克(一两)、黄芪(锉)48 克(一两半)、人参(去芦头)31.25 克(一两)、桂心 1 克(三分)、当归 31.25 克(一两)、白芍药 31.25 克(一两)。

【制法】捣筛为散。

【用法】每服 9 克(三钱),以水一中盏,入生姜 0.15 克(半分),枣 3 枚,饧 0.15 克(半分),煎至 2 克(六分),去滓,食前温服。

【功用】补益肝肾,补虚劳。

【主治】虚劳,下焦虚伤,微渴,小便数。

【方解】枸杞子养血补阴,益精明目。《别录》记:“补内伤大劳嘘吸”。黄芪为重要补气药,补气升阳,益卫固长,与人参配伍,用治气虚体弱,畏冷多汗。《名医别录》记:“补丈夫虚损,五劳羸瘦。”人参大补元气,补脾益肺,生津安神。《本草纲目》记:“治男妇一切虚证”。桂心温中补阳,散寒止痛。当归补血、活血,调经、止痛,还治阴血虚少的肠燥便秘。《别录》记:“补五脏,和血补血。”白芍药养血柔肝,缓中止痛,敛阴收汗。《唐本草》记:“益女子血。”故本方补益作用较明显。

【按语】杞子、当归、白芍药与人参、黄芪配伍，益气补血的作用较强。益气又主在补益阳气。对气血亏虚的虚劳者用之适宜。以姜、枣助煎，加强温性，补阳气作用更强，饧则调和脾胃。本方对各类贫血者服之甚宜。

10 杞圆膏①(《摄生秘剖》)

【组成】枸杞子(去蒂)五升、圆眼肉五斤。

【制法】上二味为一处，用新汲长流水五十斤，以沙锅桑柴火慢慢熬之，渐渐加水煮至杞圆无味，方去渣，再慢火熬成膏，取起，磁罐收贮。

【服法】不拘时服二三匙。

【功用】安神养血，滋阴壮阳，益智，强筋骨，泽肌肤，驻颜色。

【主治】血虚不眠，记忆减退，筋骨软弱，皮肤粗糙。

11 杞圆膏②《中医食疗方全集》引《摄生秘录》)

【组成】枸杞子、龙眼肉各等份。

【制法】上二味加水，用小火多次煎熬至枸杞子、龙眼肉无味，去渣继续煎熬成膏。

【用法】每次 1~2 汤匙，沸水冲服。

【功用】补益肝肾，养血安神。

【主治】肝肾不足，血不养心致腰膝酸软，头昏耳鸣，心悸健忘等症。

【方解】枸杞子养阴补血，益精明目，滋补肝肾，强坚筋骨。龙眼肉补益心脾，养血安神。

【按语】本方由杞子、龙眼肉二味组成，临床除补益肝肾外，主要用于心脾虚损、气血不足所致的失眠、健忘、惊悸、怔忡及眩晕等症。现亦用于气血不足之面容憔悴，肌肤干燥，脑部供血不足引起的头昏、眩晕、耳鸣诸症状。

12 枸杞丸①(《古今录验》引《医心方》)

【组成】枸杞子三升、干地黄(切)一升、天门冬一升。

【制法】上三物，细捣，曝令干，以绢罗之，蜜和作丸，大如弹丸。

【用法】日二次，每次 1 丸。

【功用】补益肝肾、气血。

【主治】劳伤虚损。

【方解】枸杞子养阴补血，益精明目，滋补肝肾。干地黄滋阴、补血。天门冬滋肾润肺，养阴清热。

【按语】本方适于治疗各种虚劳损伤及气血亏损，但主要适用于滋阴养血，因肝血虚而血不养目，视物模糊者亦可常服。

13 枸杞丸②(《证治准绳》)

【组成】枸杞子、黄精各等份。

【制法】研为细末，炼蜜为丸如梧桐子大。

【用法】每次 50 丸，空腹时热汤送下。

【功用】滋补肝肾，添精补髓。

【主治】老年体虚，肝肾亏损诸证。

【方解】枸杞子养阴补血，益精明目，滋补肝肾。黄精润肺，滋阴，补脾。《名医别录》记："补中益气，……安五脏。"《本草纲目》记："补诸虚，……填精髓。"

【按语】本方由枸杞子，黄精两味组成，重在滋补肝、肾、肺、脾之阴，又因黄精能补中益气，故亦可用于脾气虚弱，脾气下陷而导致的胃下垂、脱肛诸证。

14 杞子萆薢饮(作者起名，《外科全书》引《本草汇言》)

【组成】枸杞子。

【制法】以川萆薢15.6 克(五钱)煎汤作饮送服枸杞子。

【用法】每日早晚各干嚼 31.25 克(一两)枸杞子，以萆薢汤送服。

【功用】清热利湿，解毒去浊。

【主治】一切痈疽恶毒，溃烂不已；及瘰疬结核，马刀肉瘿，延结不休；或风毒流注，上愈下发，左消右起，延串不止；或便毒鱼口，杨梅破烂，日久不合。

【方解】川萆薢能利湿而分清别浊，用于下焦湿浊郁滞所致的膏淋、小便浑浊，以及妇女带下等证。也用于风湿痹痛，关节不利，腰膝疼痛诸症。《神农本草经》载："主腰背痛强、骨节风寒湿周痹、恶疮不瘳、热气。"《本草纲目》亦记："治白浊茎中痛、痔瘘坏疮。"本方补中有清，并以清为主。

【按语】一切痈疽恶毒、瘰疬结核、风毒流注，迁延时久，反复不愈，除热毒、湿毒炽盛、污浊外，还可由于气虚亏损较重，新血不生，污血未除。故本方以清热利湿与祛风、解毒作用较为明显的萆薢为饮，咀嚼枸杞子服下，有清中有补，扶正祛邪之意。

15 枸杞子酒①(《延年方》)

【组成】枸杞子二升、清酒二升。

【制法】枸杞子搦碎，加入酒中浸 7 日，漉去滓，即可。

【用法】任情饮之。

【功用】补虚，长肌肉，益颜色，肥健人。

【主治】肝肾亏虚，气血不足，消瘦，面色少华。

【方解】本方以酒之活血通络作用，加强枸杞子补益肝肾，益精明目，补益气血的作用。现可按 1:1 的比例配制成枸杞子酒。

16 枸杞子酒②(《圣惠方》)

【组成】枸杞二升、酒一斗。

【制法】枸杞捣破，纳绢袋中，置罐中，将酒倒入浸干，密封勿泄气，三七日。

【用法】每日饮之，醒醒勿醉。

【功用】滋补肝肾，益精明目。

【主治】肝虚，当风眼泪。

【按语】肝血虚不养目，宜用本方。

17 杞子汁滴剂(作者起名，录自《肘后方》)

【组成】枸杞子。

【制法】捣取杞子汁。

【用法】日滴眼睛 3~5 次。

【功用】滋补肝肾，益精明目。

【主治】目赤生翳。

18 杞子五味茶(作者起名，录自《摄生众妙方》)

【组成】枸杞子、五味子。

【制法】二物研细，滚水泡封三日。

【用法】代茶饮。

【功用】清暑消夏补虚。

【主治】疰夏虚病。

【方解】杞子补益肝肾，养阴补血，益精明目。五味子益气生津，补肾养心，收敛固涩。

【按语】暑气当令，汗出伤津损阴、耗气，胃纳欠佳，体虚乏力。本方有补有敛，生津养阴，夏日宜服。

19 长生不老丹(《古今长寿妙方》引《中国医学大辞典》)

【组成】何首乌 2 500 克、青盐 150 克、人参 200 克、麦冬、女贞子、菟丝子、天门冬、薏苡仁、牛膝、知母、枸杞、全当归、芡实、黑芝麻、莲子肉、赤白茯苓、白扁豆、覆盆子、巴戟天各 400 克。

【制法】共为细末，炼蜜为丸。

【用法】每服20克，熟汤送下。

【功用】滋阴健脾，补养气血。顺气，培三焦，益五脏。久服乌须发，固齿，延年。

【主治】气血不足，肝气郁结，胃脘气滞，须发早白，牙齿松动。

20 金髓煎(《经验方》)

【组成】枸杞子、酒。

【制法】枸杞子逐日摘红熟者，不拘多少，以无灰酒浸之。蜡纸固封，勿令泄气。两月足。取出沙盆中擂烂，滤取汁。同浸酒，入银锅内慢火熬之，不时手搅，恐粘滞不匀，候成膏如饧，净瓶密收。

【用法】每日早温酒服二大匙，夜卧再服。持续服百日以上。

【功用】滋补肝肾，滋阴养血，益精明目。

【主治】肝肾亏虚，阴血不足。

21 枸杞生地散(作者起名，录自《圣惠方》)

【组成】枸杞子5 000克(10斤)、生地黄1 500克(3斤)。

【制法】二物均研成末。

【用法】每服1克，温酒下，日服3次，可久服。

【功用】枸杞子养阴补血，益精明目。生地黄清热凉血，养阴生津。

【主治】面黯皯皰。

22 左归丸(《景岳全书》)

【组成】大怀熟地240克(八两)、山药(炒)120克(四两)、构杞120克(四两)、山茱萸120克(四两)、川牛膝(酒洗蒸热)90克(三两)、菟丝子(制)120克(四两)、鹿胶(敲碎，炒珠)120克(四两)、龟胶(切碎，炒珠)120克(四两)无火者，不必用。

【制法】上药中先将熟地蒸烂杵膏，加炼蜜丸，梧桐子大。现代制法，制成蜜丸，每丸约重15克。

【用法】桐子大蜜丸，每食前，用滚汤或淡盐汤送下百余丸。现代用法，早晚空腹时各服一丸，淡盐汤送下。

【功用】滋阴补肾。

【主治】真阴不足。头目眩晕，腰酸腿软，遗精滑泄，自汗盗汗，口燥咽干，渴欲饮水，舌光少苔，脉细或数。

【方解】本方证是由真阴不足。精髓内亏，故见头目眩晕，腰酸腿软，口燥舌干，舌光少苔。阴虚而阳易动，以致肾失封藏而有遗泄；阴虚则气不外卫而自汗盗汗。方中重用熟地滋肾以填真阴；枸杞益精明目；山茱萸涩精敛汗。龟鹿二胶，为血肉有情之品，鹿胶偏于补阳，龟胶偏于滋阴，两胶合力，沟通任督二脉，益精填髓，有补阴中包涵“阳中求阴”之义。菟丝子配牛膝，强腰膝，健筋骨。山药滋益脾肾。共收滋肾填阴，育阴潜阳之效。

【按语】本方组成，是以阴柔滋润为主所组成，久服常服，每易滞脾碍胃，致有脘闷、食少等症状出现，故在运用本方时，宜加入陈皮、砂仁等以理气而醒脾胃，防止进补妨运之弊。

23 左归饮(《景岳全书》)

【组成】熟地6~9克或加至30~60克(二、三钱或加重至一、二两)、山药6克(二钱)、枸杞6克(二钱)、茯苓6克(二钱)、山茱萸3~6克(一、二钱，畏酸者少用之)、炙甘草3克(一钱)。

【制法】水二盅，煎七分。现代用法：水煎服。

【用法】食后服。

【功用】补益肾阴。

【主治】①肾水不足，腰酸遗泄，口燥盗汗，或因阴虚阳盛，阴土受损，发生噎嗝。②伤寒病阴液亏损，唇舌焦黑，大渴引饮。

【方解】本方为纯甘壮水之剂。方中熟地、枸杞、山茱萸滋补肝肾之阴，使水旺足以制火；茯苓、山药、炙甘草滋养脾胃之阴，使土润可以养肺滋肾，阴平则阳秘。故对于肾水不足，或阴土受损，发生噎嗝诸病，服此均有效果。

【按语】本方与左归丸同属治肾阴虚之剂，两方组合也大体相同，惟本方药味较少，效力亦较薄，适应于肾水不足之轻证。本方又导源于六味地黄丸，但两者略有不同。六味地黄丸寓泻于补，适用于阴虚火旺之证；本方为纯甘壮水之剂，且证属纯虚，故无取泽泻之泄，丹皮之凉。原书曾指出加减方法，如：肺热而烦者，加麦冬6克(二钱)；血滞者，加丹皮6克(二钱)；心热而躁者，加玄参6克(二钱)；脾热易饥者，加芍药6克(二钱)；肾热骨蒸多汗者，加地骨皮6克(二钱)；血热妄动者，加生地6克~9克(二、三钱)；阴虚不宁者，加女贞子6克(二钱)；上实下虚者，加牛膝6克(二钱)以导之；血虚而燥滞者，加当归6克(二钱)。

24 右归丸(《景岳全书》)

【组成】大怀熟地250克(八两)、山药炒120克(四两)、山茱萸微炒125克(四两)、鹿角胶炒125克(四两)、菟丝子制125克(四两)、杜仲姜汁炒，125克(四两)、当归90克(三两)、肉桂60克~125克(由二两渐可加至四两)、制附子60克~180克(自二两渐可加至五、六两)、枸杞微炒125克(四两)。

【制法】上药先将熟地蒸烂杵膏，加炼蜜丸，桐子大，或丸似弹子大。现代制法：配作蜜丸，每丸约重 15 克。或按原方用量比例酌情增减，水煎服。

【用法】梧桐子大时，每食前，用滚汤或淡盐汤送下百余丸。如弹子大时，每嚼服二、三丸，以滚白汤送下，其效尤速。15 克重的蜜丸，早晚各服一丸，开水送下。水煎服时日饮 2~3 次。

【功用】温补肾阳，填精补血。

【主治】肾阳不足，命门火衰。久病气衰神疲、畏寒肢冷，或阳痿遗精，或阳衰无子，或大便不实，甚则完谷不化；或小便自遗；或腰膝软弱、下肢浮肿等。

【方解】方中桂、附加血肉有情的鹿角胶，均属温补肾阳，填精补髓之类；熟地、山茱萸、山药、菟丝子、枸杞、杜仲，俱为滋阴益肾，养肝补脾而设；更加当归补血养肝。诸药配伍，共具温阳益肾，填精补血以收培补肾中元阳之效。

【按语】本方在原书主治“元阳不足，先天禀衰，以致命门火衰，不能生土，而为脾胃虚寒”或“寒在下焦，而水邪浮肿”或“阳衰无子”等证。本方主治诸证，虽有病起中焦或下焦不同，临床症状表现不一，但其总的病因病机，仍如原书所说：“元阳不足”。故本方立法“宜益火之原，以培右肾之元阳”。培补肾中元阳，必须“阴中求阳”，即在培补肾阳中配伍滋阴填精之品，方可具有培补元阳之效。本方组成，是在《金匮》肾气丸的基础上减去“三泻”(茯苓、泽泻、丹皮)，增加鹿角胶、菟丝子、杜仲、杞子而成，加强补益肾中阴阳的作用，减少用“泻”妨补之力，以使药效更能专功于补。

本方在原书加减：“如阳衰气虚，必加人参以为之主，或二、三两，或五、六两，随人虚实以为增减。盖人参之功，随阳药则入阳分，随阴药则入阴分，欲补命门之阳，非人参不能捷效。如阳虚精滑，或带浊便溏，加补骨脂炒三两。如飧泄、肾泄不止。加北五味子三两、肉豆蔻三两，麸炒去油用。如饮食减少或不易消化，或呕恶吞酸，皆脾胃虚寒之证，加干姜三、四两炒黄用。如腹痛不止，加吴茱萸二两，泡半日炒用。如腰膝酸痛，加胡桃肉连皮四两。如阴虚阳痿，加巴戟肉四两、肉苁蓉三两，黄狗肾一、二付，以酒煮烂捣入之。”可见本方应用范围较广。

25 右归饮(《景岳全书》)

【组成】熟地 6 克~9 克或加至 30 克~60 克(二、三钱或加至一、二两)、山药炒，6 克(二钱)、枸杞子 6 克(二钱)、山茱萸 3 克(一钱)、炙甘草 3 克~6 克(一、二钱)、肉桂 3 克~6 克(一、二钱)、杜仲姜制，6 克(二钱)、制附子 3 克、6 克、9 克(一、二、三钱)。

【制法】水二盅，煎至七分。现代制法：水煎服。

【用法】食远温服。

【功用】温补肾阳。

【主治】肾阳不足，气怯神疲，腹痛腰酸，肢冷脉细，或阴盛格阳，真寒假热之证。

【方解】本方热地、山药、萸肉、枸杞培补肾阴，肉桂、附子温养肾阳，炙甘草补中益气，杜仲强壮益精。凡命门火衰而致的虚寒证候，甚至出现假热征象者，均可使用本方。

【按语】本方从肾气丸变化而成，亦属于“益火之源”的方剂。肾为水火之脏，肾阳虚乏，阴寒内盛，则腹痛腰酸，肢冷脉细，甚则因虚阳外越而现真寒假热的格阳证。本方益火之源，以培肾之元阳，与左归饮壮水之主，以培肾之元阴者，其理则一。

原书加减用药：如气虚血脱，或厥、或昏、或汗、或运、或虚狂、或短气者，必大加人参、白术；如火衰不能生死，为呕哕吞酸者，加炮干姜二、三钱；如阳衰中寒，泄泻腹痛，加人参、肉豆蔻；如小腹痛，加吴茱萸五、七分；如淋带不止，加破故纸一钱；如血少血滞腰膝软痛者，加当归二、三钱。

左归丸、左归饮，右归丸、右归饮，是据《难经·三十六难》“其左者为肾，右者为命门”的理论发展而来，左肾属水主阴，右肾属火主阳，故“左归”是“滋阴补肾，使阴精得归其原”；“右归”是“温阳补肾，使元阳(命火)得归其原”。在方剂发展方面，左归丸、左归饮与六味地黄丸功用相近；右归丸、右归饮与《金匮》肾气丸功用相近。所不同者，六味地黄丸与《金匮》肾气丸都是“补”与“泻”相配，而左归、右归的配伍则侧重于补阴或补阳。

26 一贯煎(《柳州医话》)

【组成】北沙参 10 克(三钱)、麦冬 10 克(三钱)、当归身 10 克(三钱)、生地黄 18 克~30 克(六钱至一两五钱)、甘杞子 9 克~18 克(三钱至六钱)、川楝子 5 克(一钱半)。

【制法】水煎。

【用法】去渣，温服。

【功用】滋阴疏肝。

【主治】肝肾阴虚，血燥气郁。胸脘胁痛，吞酸吐苦，咽干口燥，舌红少津，脉细弱或虚弦及疝气瘕聚。

【方解】本方乃因肝肾阴虚，肝气横逆所致。肝主疏泄，性喜条达，阴虚血燥，肝失所养，横逆而为胸胁疼痛，犯胃则为吞酸吐苦；肝肾阴虚，津液不足，则咽干口燥，舌红少津。阴虚肝气不舒，循肝脉则生疝气瘕聚之证。故方中重用生地为君，滋阴养血以补肝肾。以沙参、麦冬、当归、枸杞子为臣，配合君药滋阴养血生津以柔肝。更用少量川楝子疏泄肝气为佐使。共奏滋阴柔肝以代舒肝之功。其中川楝子性味苦寒，虽有“苦燥伤阴”之说，但若配在滋阴养血为主的方药中，却无伤阴之害，这也是本方有别于理气舒肝为主的诸方的不同之点。

本方与逍遥散同治肝郁胁痛，但两方证候各不相同。逍遥散以情志不遂而肝气滞郁，引起胁痛；且以肝逆而乘脾，兼现神倦食少，故以舒肝解郁，健脾养血为治。一贯煎则以肝阴不足，气郁生热，而致胁痛；且以郁热不散而犯胃，兼现吞酸吐苦，故以滋养肝肾，疏泄肝气立法。

本方用药加减的规律：如大便秘结，加蒌仁；有虚热或汗多，加地骨皮；痰多，加贝母；舌红而干，阴亏过甚，加石斛；胁胀痛，按之硬，加鳖甲；烦热而渴，加知母、石膏；腹痛，加芍药、甘草；脚弱，加牛膝、苡米仁；不寐，加枣仁；口苦燥，加黄连 3~5 分(每分为 0.3 克)。

医家张山雷论本方："柳州此方，原为肝肾阴虚，津液枯涸，血燥气滞变生诸证者设法。凡胁肋胀痛，脘腹搘撑，纯是肝气不舒，刚木恣肆为虐。治标之剂，恒用香燥破气，轻病得之，往往有效。但气之所以滞，本由液之不能充，芳香气药，可以助运行，而不能滋血液。且香者必燥，燥更伤阴，频频投之，液尤耗而气尤滞，无不频频发作，日以益甚，而香药气药，不足恃矣。驯致脉反细弱，舌红光燥，则行气诸物，且同鸩毒。柳州此方，虽从固本丸、集灵膏二方脱化而来，独加一味川楝子，以调肝木之横逆，能顺其条达之性，是为涵养肝阴无上良药，其余皆柔润以驯其刚悍之气。苟无停痰积饮，此方最有奇功。"

作者临证所见，肝阴不足，气郁生热，口干吐苦，两胁胀痛者很常见，用舒肝理气丸，逍遥丸等治之，气滞解而重来，口干吐苦更甚，都因肝阴受损，津液不充所致，故一贯煎方用之最妥。另外，糖尿病肝肾阴虚者亦属常见，并常伴有"糖尿病性胃轻瘫"，两胁作胀，胃脘气痛，而以本方为主，适当辨证加减，即可取得疗效。目前医者，凡见胁肋胀痛，胃气上逆作嗳者，多喜疏理一法，取效最多亦只能达半，故更应重视本方之应用。

27 七宝美髯丹(《医方集解》)

【组成】何首乌赤白各 500 克(一斤)、白茯苓 250 克(半斤)、怀牛膝 250 克(半斤)、当归 250 克(半斤)、枸杞子 250 克(半斤)、菟丝子 250 克(半斤)、破故纸 120 克(四两)。

【制法】赤白大何首乌去皮、切片，黑豆拌，九蒸九晒。白茯苓牛奶拌匀，阴干。怀牛膝酒浸，同首乌第七次蒸至第九次，若何首乌已有制品，单独取牛膝酒拌蒸 1 小时。当归酒洗，枸杞浸酒，菟丝子酒浸蒸，破故纸(即补骨脂)用黑芝麻拌抄。制成蜜丸，盐汤或酒下，并忌铁器。现代制法，碾细，炼蜜丸，每丸重 10 克。

【用法】早、晚各服一丸，淡盐开水送服。

【功用】滋肾水，益肝血。

【主治】肝肾不足。须发早白，齿牙动摇，梦遗滑精，腰膝酸软等证。

【方解】方中何首乌用量较大，味涩能固精，味苦能坚筋骨，为本方主药。枸杞、菟丝子均入肝肾，首乌与枸杞、菟丝子相配，有填精补肾，固精止遗之功。牛膝苦平，苦者能坚，有补肝肾，坚筋骨以强腰膝之效。须发早白，为肝血不足之征，故取当归补血养肝，与首乌、杞子、菟丝并进，则可补肝肾，益精血而乌须发。上述诸药，均系滋肾填精，养血之品，其性属阴，有阴无阳，则阴无以化，故配补骨脂温补肾阳，此亦阴中求阳之义，于是可以阴平阳秘。有补无泻，恐有碍于膀胱之泄浊，故掺以茯苓之淡渗以泄浊。

【按语】发者，血之余，肝藏血，故发为肝血所主。若肝血亏虚，上荣于头面之血液不足，则须发易早白，易脱落。齿为骨之余，肾主骨，生髓，若肾阴肾阳亏虚，则齿牙动摇。至于梦遗滑精，多由肾虚而精关不固所致。腰膝酸软也是肝肾亏虚之象。枸杞主在滋补肝肾，故在本方中起有重要作用。明代方士邵应节常用此方治疗上述诸证，用之多验，故汪昂将其收载于《医方集解》中。作者应用本方，多半是在老年人，或未老先衰，或病后肝肾亏虚明显、须发早白者。

28 石斛夜光丸(《原机启微》)

【组成】天门冬焙，60克(二两)、人参60克(二两)、茯苓60克(二两)、麦门冬30克(一两)、熟地黄30克(一两)、生地黄30克(一两)、菟丝子酒浸23克(七钱半)、甘菊花23克(七钱半)、草决明23克(七钱半)、杏仁去皮尖，23克(七钱半)、干山药23克(七钱半)、枸杞23克(七钱半)、牛膝酒浸23克(七钱半)、五味子15克(半两)、蒺藜15克(半两)、石斛15克(半两)、炙甘草15克(半两)、枳壳炒15克(半两)、青葙子15克(半两)、防风15克(半两)、川黄连15克(半两)、肉苁蓉15克(半两)、川芎15克(半两)、乌犀角镑15克(半两)、羚羊角镑15克(半两)。

【制法】上药研为细末，筛净，炼蜜为丸，如梧桐子大。现代制法：如上法和为蜜丸，每丸重10克。

【用法】桐子大，每服三五十丸，温酒或盐汤任下。10克重丸，早、晚各服一丸，淡盐汤送服。

【功用】平肝息风，滋阴明目。

【主治】胆肾不足，阴虚火旺。瞳神散大，视物昏花，羞明流泪，头晕目眩，以及内障等症。

【方解】全方用药25味，大体可分为生津养血、滋阴补肾、补肺益脾、疏风清热、平肝泻心等五个方面。方中以二冬、二地、五味子、石斛生津养血；菟丝子、枸杞、牛膝、肉苁蓉滋阴补肾；人参、茯苓、甘草、山药益脾补肺；肝血久虚，易生风热，故取枳壳、川芎、菊花、杏仁、防风、草决明、蒺藜、青葙子疏风清热；更以黄连、犀角、羚羊角平肝，泻心，凉血。诸药合用，共具平肝息风，滋阴明目之功。

【按语】本方系眼科常用方。《灵枢·大惑论》曰："五脏六腑之精气，皆上注于目而为之精。"《素问·五脏生成篇》又说，"肝受血而能视"。肝肾不足，精血亏虚，不能上注于目，则视物不清，瞳神散大；阴虚火扰，则头目昏眩，内障羞明。本方用之极宜。

另有《千金要方》磁朱丸一方，用磁石、朱砂、神曲制成，其适应范围，与石斛夜光丸大体相接近，故同属治疗眼疾之方。惟磁朱丸取金属矿物之磁石以收纳浮阳，朱砂镇心安神，略加神曲助胃健运。故此方以虚阳上浮、心神不宁、水火不交而引起之视物不明证为宜。

作者应用体会，眼疾应用石斛夜光丸较佳，而耳鸣可用磁朱丸。或因高血压肝火上炎、肝阳浮动引起头昏目眩者亦宜。一般阴虚火旺、肝肾不足引起视物昏花，头晕目眩则以石斛夜光丸为宜。

29 柏子养心丸(《体仁汇编》)

【组成】柏子仁 120 克(四两)、枸杞子 90 克(三两)、麦门冬、当归、石菖蒲、茯神各 30 克(一两)、玄参、熟地黄各 60 克(二两)、甘草 15 克(五钱)。

【制法】蜜丸，梧桐子大。

【用法】每服四五十丸。

【功用】养心安神，补肾滋阴。

【主治】营血不足，心肾失调所致的精神恍惚，怔忡惊悸，夜寐多梦，健忘盗汗。

【方解】柏子仁养心安神，《神农本草经》记："主惊悸，益气，除风湿，安五脏。"《名医别录》记："益血，止汗。"《本草纲目》记："养心气，润肾燥，益智安神。"枸杞子滋补肝肾，益精明目，养阴补血。《药性论》记："补益精诸不足，……明目，安神。"麦门冬养阴益胃，润肺清心养心。当归补血活血。石菖蒲芳香化湿，开窍宁神，茯神宁心安神。玄参清热养阴。熟地黄滋阴，补血。甘草益气补中，补养心气。全方重在养心安神，滋阴补血。

【按语】柏子养心丸与天王补心丹、孔圣枕中丹同治虚烦不眠，不同之处：天王补心丹是滋阴补血，益气宁心与收敛心气、养心安神并用，为标本兼顾，以治本为主的方剂；孔圣枕中丸是宁心益智与潜镇安神并用，以交通心肾为主的方剂；柏子养心丸则以滋补为主来达到宁心安神目的。

30 暖肝煎(《景岳全书》)

【组成】当归 6 克~9 克(二、三钱)、枸杞 9 克(三钱)、小茴香 6 克(二钱)、肉桂 3 克~6 克(一、二钱)、乌药 6 克(二钱)、沉香(或木香亦可)3 克(一钱)、茯苓 6 克(二钱)。

【制法】水一盅半，加生姜三、五片，煎七分。

【用法】食远温服。

【功用】暖肝温肾，行气止痛。

【主治】肝肾阴寒，小腹疼痛，疝气等。

【方解】方中当归、枸杞子可补肝肾；肉桂、小茴香温肾散寒；乌药、沉香行气止痛；茯苓渗湿健脾；生姜散寒和胃。诸药合用，以温补肝肾治其本，行气逐寒治其标，使下元得温，气滞得散，则少腹疼痛、疝气诸症可愈。

【按语】肝肾阴寒，则气机阻滞，故见少腹疼痛，或疝气痛诸症。本方适宜。如寒甚者可加附子、干姜、吴茱萸。凡因湿热下注，阴囊红肿热痛者，不宜应用本方。

31 归肾丸(《景岳全书》)

【组成】熟地、当归、山药、山茱萸、茯苓、枸杞、杜仲、菟丝子。

【功用】补血益肾。

【主治】血虚肾亏，月经失调，久不受孕，腰酸带下，产后体虚。

32 大补元煎(《景岳全书》)

【组成】人参、炒山药、熟地黄、杜仲、枸杞子、当归、山茱萸、炙甘草。

【功用】益气养血，滋肾补精，宁心安神。

【主治】气血大虚，肾虚精亏，精神失守，健忘，心悸，头晕，目眩，阳痿早泄，月经失调，子宫下垂。

33 跌打营养汤(《林如高正骨经验》)

【组成】西洋参(或党参)、黄芪、当归、川芎、熟地、白芍、枸杞、怀山药、续断、砂仁、三七补骨脂、骨碎补、木瓜、甘草。

【功用】补气血，养肝肾，壮筋骨。

【主治】骨折中后期兼肝肾不足者。

34 还少丹(《洪氏集验方》)

【组成】熟地、牛膝、巴戟天、肉苁蓉、怀山药、枸杞、山萸肉、茯苓、杜仲、远志、五味子、楮实子、小茴香、石菖蒲。

【功用】补肾养心，益阴壮阳。

【主治】脾肾两虚，劳伤过度，肾虚精弱。虚劳，神疲乏力；腰酸阳痿；健忘怔忡；小儿发育不良。

35 开明丸(《世医得效方》)

【组成】羊肝、宫桂、菟丝子(水淘煮炒)、草决明、防风、杏仁(炒，去皮尖)、地肤子、茺蔚子、葶苈(炒)、黄芩、麦冬肉(去心焙干)、五味子、蕤仁(去皮)、细辛(使不见火)、枸杞子、青葙子、泽泻、车前子、熟地(煮烂捣膏)。

【功用】滋阴益肾，退翳明目。

【主治】宿翳，黑睛病赤痛羞明，消退后遗留之翳痕。

36 加减驻景丸(《银海精微》)

【组成】车前子、当归、熟地、五味子、枸杞子、川椒、菟丝子、楮实子(无翳不用)。

【功用】补益肝肾。

【主治】视瞻昏渺，青盲，近视。

37 五子衍宗丸(《摄生众妙方》)

【组成】枸杞子、覆盆子、菟丝子、五味子、车前子。

【功用】益肾补精，助阳止遗。

【主治】肾阳虚衰，头晕目眩，腰膝酸软，精神疲惫，小便频数清长，或遗尿，小便失禁。

38 补肾固冲丸(《中医学新编》)

【组成】菟丝子、续断、阿胶、鹿角霜、巴戟、杜仲、当归、枸杞、党参、白术、砂仁、熟地、大枣。

【功用】补肾固冲安胎。

【主治】肾虚不固，习惯性流产。

39 安坤赞育丹(《北京中成药规范》)

【组成】鸡冠花、乳香、赤石脂、青蒿、肉豆蔻、枸杞子、黄芪、鹿角胶、肉苁蓉、红花、桑寄生、甘草、菟丝子、人参、丹参、阿胶、当归、白术、白芍、生地黄、熟地黄、龙眼肉、藏红花、龟板、鳖甲、杜仲等共 61 味。

【功用】补气血，益肝肾，调冲任。

【主治】肝肾不足，气血俱亏。妇人月经不调，经来量多，如崩如注；带下量多而清冷，色白而淋漓不断；男子体虚羸弱，头晕头痛，失眠多梦，心悸健忘，腰膝酸软，肢冷身寒。

40 健脑丸(《陕西省药品标准》1984 年)

【组成】柏子仁、酸枣仁、枸杞子、益智仁、肉苁蓉、五味子、琥珀、九节菖蒲、胆星龙齿、朱砂、当归。

【功用】滋阴养血，养心安神，补益肝肾。

【主治】心肾不交，心神不安，惊悸怔忡，健忘不寐，头晕耳鸣，口苦咽干，腰膝酸软，梦遗，五心烦热，或潮热盗汗。

41 补肾活血汤(《伤科大全》)

【组成】熟地、杜仲、枸杞子、破故纸、菟丝子、归尾、没药、萸肉、红花、独活、淡苁蓉。

【功用】补肾壮筋，活血止痛。

【主治】伤患后期各种筋骨酸痛无力，尤以腰部伤患更宜。

(二)现有枸杞配方之中成药

1 小儿肺宝散(《吉林省药品标准》1984年)

【组成】人参、黄芪、白术、枸杞等21味。

【功用】补气益肺，止咳化痰。

【主治】小儿肺炎咳嗽，肺虚久咳，肺脾气虚哮喘，低热，自汗、盗汗，咳嗽无中，喉中痰多，神疲乏力，消瘦纳呆，大便溏滞等。

【用法】本品为散剂，每袋3克，口服，一日3次。1岁以下小儿一次0.3克，1~3岁小儿一次0.5克，3~6岁小儿一次0.75克，6~8岁小儿一次1克。乳汁或温开水送下。

【宜忌】外感寒热表证，痰热内盛者不宜服用。

2 益气养阴胶囊(研制方)

【组成】黄芪、山药、旱莲草、枸杞等8味。

【功用】益气养阴，活血化瘀，渗湿清利。

【主治】慢性肾炎、慢性尿路感染，气阴亏损，小便不利，肢体浮肿等。

【用法】胶囊剂，口服，一次5粒，一日3次。

3 阿胶补血膏(河南周口药胶厂经验方)

【组成】阿胶、熟地黄、党参、枸杞子、黄芪、白术。

【功用】滋阴补血，补中益气，健脾润肺。

【主治】贫血、低血压、肺结核、肾炎、神经衰弱、功能性子宫出血等属肺脾气血虚弱者。以及气短乏力，自汗盗汗，头昏目眩，面色萎黄，纳少，咳嗽，月经不调等证。

【用法】本品为煎膏剂，瓶装，每瓶200克，一次服20克，一日2次。温开水冲服。

【宜忌】内有瘀滞、感冒者忌用。

4 人参补膏(《浙江省药品标准》1985 年)

【组成】红参、熟地、白术、茯苓、当归、枸杞、大枣、首乌。

【功用】补气养血,健脾补肾。

【主治】气血两虚,阴阳失调之各种贫血、低血压、功能性子宫出血、白血病、各种肿瘤化疗及术后等。以及面色苍白或萎黄,四肢倦怠,神疲乏力,心悸气短,自汗体弱,头晕目眩,腰膝酸软,耳聋耳鸣等症。

【用法】本品为膏剂,瓶装,每瓶 450 克,一次 10 克,一日 2 次。温开水调服。

【宜忌】感冒、温热病初起邪实热盛等病证忌用。

5 归参补血片(《辽宁省药品标准》1985 年)

【组成】红参、黄芪、当归、枸杞子、龙眼肉、何首乌等 12 味。

【功用】补肾益脾,气血双补。

【主治】气血亏虚之各种贫血、血小板减少症、白血病、月经不调、功能性子宫出血等。以及面色萎黄,头晕目眩,心悸气短,神疲乏力,纳呆等症。

【用法】片剂,瓶装,每瓶 100 片,一日 3 次,一次 2~4 片,口服。

【宜忌】发热者慎用。

6 抗老防衰丹(按施今墨方研制)

【组成】黄芪、枸杞子、葡萄干、紫河车、茯苓、丹参、何首乌、桑椹。

【功用】补精固气,通调脉络,抗老防衰。

【主治】慢性衰弱性疾患,气血虚弱的内脏下垂,周围性神经麻痹,脑血管意外的半身不遂,慢性风湿性关节炎,肩关节周围炎等。以及精神疲惫,记忆力减退,耳聋眼花,须发早白,心悸气短,食欲不振等症。

【用法】丸剂,每 100 粒重 10 克,口服,每次 6 克,每日 2 次;口服液一支 10 毫升,口服,每次 1 支,每日 2 次。

【宜忌】感冒期间停服。

7 阿胶补血胶(经验方)

【组成】阿胶、熟地黄、党参、黄芪、白术、枸杞子。

【功用】滋阴补血,补中益气,健脾润肺。

【主治】贫血,肺结核咯血,营养不良,内脏不垂,慢性风湿性关节炎,肩周炎等。以及久病体弱,血亏目晕,虚劳咳嗽,心悸健忘,产后虚损,妇女崩漏等证。

【用法】每瓶 200 克,口服,一次 20 克,一日 2 次,温开水冲服。

8 滋肾育胎丸(罗元恺教授经验方)

【组成】菟丝子、人参、续断、巴戟天、熟地、枸杞子等15味。

【功用】补肾健脾,益气培元,养血安胎,强壮身体。

【主治】男女肾虚不育不孕,滑胎,胎漏及胎动不安等症。

【用法】水蜜丸,60克装。口服,一次5克,一日3次。淡盐汤或蜜糖水送服。

【宜忌】感冒发热勿服,孕妇忌房事,服药期间忌食萝卜、薏苡仁、绿豆。

9 五子衍宗丸(《丹溪心法》。《北京市药品标准》1980年)

【组成】枸杞子、菟丝子、覆盆子、五味子、车前子。

【功用】益肾补精,助阳止遗。

【主治】男性不育症及遗精、阳痿、早泄、前列腺炎等各种性功能障碍,小儿遗尿,中心性浆液性视网膜脉络膜炎,亦用于不孕,习惯性流产,闭经,慢性肾炎等。

【用法】一次服6克~9克,一日2~3次。

10 男宝胶囊(《山西省药品标准》1983年,研制方)

【组成】驴肾、狗肾、人参、当归、鹿茸、海马、黄芪、熟地黄、枸杞子等31味。

【功用】补肾壮阳,强身健脑。

【主治】性功能减退,阳痿,遗情,早泄,精液异常等。以及肾阳不足,阴囊湿冷,腰腿酸痛,精神萎靡,食欲不振等证。

【用法】每粒重0.3克,一次服2~3粒,早晚各服1次。

11 补肾斑龙片(《辽宁省药品标准》1985年)

【组成】鹿茸、鹿鞭、貂鞭、人参、淫羊藿、肉苁蓉、枸子仁等13味。

【功用】补肾壮阳,填精益髓。

【主治】性神经衰弱,阳痿,早泄,遗精,性欲减退等,以及肾虚所致头晕耳鸣,面色少华,精神萎靡,失眠健忘等证。

【用法】每片含药0.25克,口服,一次4~6片,一日2次。

【宜忌】阴虚内热者忌服。

12 固精补肾丸(《广东省药品标准》1982年)

【组成】巴戟天、肉苁蓉、金樱子、菟丝子、枸杞子等18味。

【功用】温肾,健脾,固精。

【主治】性功能减退或男子不育症,慢性肠炎,结肠炎,胃肠功能紊乱等,以及神疲食减，久泄不止，四肢不温，妇女带下清稀等证。

【用法】水丸，每丸重 0.2 克，口服，一次 6~10 丸，一日 2~3 次。

【宜忌】阴虚内热者慎用。

13 参茸固本还少丸(《甘肃省药品标准》1978 年)

【组成】人参、鹿茸、阿胶、当归、枸杞子、龟板、鹿筋、海马等 65 味。

【功用】滋补强壮，安神。

【主治】慢性消耗性疾病，性神经衰弱属肾气不足，下元寒冷，气血亏虚者，以及神经衰弱属气血亏虚者。

【用法】蜜丸，每丸重 9 克。口服，一次服 1 丸，一日 2 次，盐开水或温开水送服。

【宜忌】高血压患者及孕妇忌服。

14 参茸鞭丸(《全国医药产品大全》)

【组成】鹿茸、红参、驴鞭、狗鞭、牛鞭、貂鞭、菟丝子、枸杞子、巴戟天等 30 味。

【功用】补肾壮阳，强精增髓。

【主治】性神经衰弱，慢性前列腺炎，贫血，溃疡病，神经官能症等。以及肾阳不足，精血亏虚所致的性欲减退、阳痿、早泄等证。

【用法】口服，每次 10 粒，每日 2 次，淡盐水或开水送服。

【宜忌】高血压者慎用或遵医嘱，孕妇忌服。

15 健脑补肾片(《河北省药品标准》1975 年)

【组成】枸杞子、女贞子、菟丝子、酸枣仁、珍珠母、首乌藤。

【功用】补肝益肾，益精血，明目，养心安神。

【主治】肝肾不足，精血虚少，心神不安所致的腰膝酸软，失眠多梦，头晕健忘，耳鸣耳聋，视物眼花，阳痿早泄，遗精滑精，以及腰肌劳损，神经官能症，性功能障碍，高血压，梅尼埃综合征等病症。

【用法】糖衣片，每片 0.3 克，口服，一次 4 片，一日 3 次。

【宜忌】脾虚有湿者不宜使用。

16 海马三肾丸(《黑龙江药品标准》1986 年)

【组成】鹿肾、海狗肾、驴肾、海马、鹿茸、胡桃仁、枸杞子等 29 味。

【功用】温肾壮阳，补血益精，固涩止遗。

【主治】肾阳亏损，精关不固，气血衰少所致阳痿、遗精、遗尿等病症。

【用法】蜜丸，每丸重 10 克，每盒 10 丸。口服，一次 1 丸，一日 3 次，饭后温开水送服。

【宜忌】小儿不宜服用，阴虚或实热者忌用。

17 蛤蚧补肾丸(《广西药品标准》1982年)

【组成】蛤蚧、淫羊藿、麻雀、枸杞子、狗鞭、鹿茸等19味。

【功用】温肾壮阳，补血填精。

【主治】肾阳不足，肾精亏乏所致的男子阳痿早泄，女子经闭不孕，以及腰肌劳损，贫血，低血压，神经性耳鸣等病症。

【用法】每粒含药物0.5克，每瓶50粒。口服，一次3~4粒，一日2~3次。

【宜忌】有表证者慎用。

18 双鞭参茸精(《吉林省药品标准》1982年)

【组成】鹿茸、红参、鲜牛鞭、枸杞、干鹿鞭、椴树蜜。

【功用】补肾壮阳，生精养血。

【主治】命门火衰，精血不足所致面色苍白，畏寒肢冷，神疲乏力，腰膝酸软，小便清长，大便溏薄，以及性神经官能症，慢性前列腺炎，不孕症，男子精液异常所致不育症，老年体弱等病症。

【用法】口服液，每支10毫升，口服，每次1支，每日2次。

【宜忌】阴虚火旺者忌用，节房事，忌生冷。

19 阳春药酒(《江苏省药品标准》1984年)

【组成】水貂鞭粉、鹿茸、菟丝子、阳起石、熟地、羊鞭胶、首乌、黄芪、枸杞子、狗肾胶、肉苁蓉、淫羊藿、山药。

【功用】补肾壮阳，益精补虚。

【主治】命门火衰，封藏失固所致的头晕耳鸣，神疲乏力，心悸健忘，腰膝酸软，畏寒肢冷，纳差便溏。以及性神经官能症，慢性前列腺炎，不孕症，男子精液异常不育症等病症。

【用法】酒剂，瓶装，分为125克、250克、500克3种。口服，每次20~30毫升，每日2次，温服。

【宜忌】忌寒凉，节房事，阴虚火旺者忌用。

20 补天灵片(《辽宁省药品标准》1983年)

【组成】淫羊藿、仙茅、韭菜子、牛鞭、驴鞭、狗鞭、羊鞭、貂鞭、枸杞子等17味。

【功用】补肾壮阳，填精益髓。

【主治】肾阳亏虚，下元虚冷所致的腰膝酸痛，阳痿或早泄或遗精，伴有神疲乏力，面色苍白或憔悴，形寒肢冷，尿频夜甚，或五更泄泻。以及慢性前列腺炎、肾下垂等病症。

【用法】基片重0.37克，口服，成人每次服8~10片，每日3次，空腹温开水送服。

【宜忌】忌气恼，忌寒冷，儿童及孕妇忌用。

21 龟蛇酒(《湖南省药品标准》1978年)

【组成】活乌龟、枸杞、银环蛇、眼镜蛇，乌梢蛇(均去头及内脏)、白酒等16味。

【功用】滋阴补肾，益气活血，舒筋通络，祛风除湿。

【主治】肝肾亏损，复受风湿所致的中风麻木，腰膝疼痛，阳痿尿频等，以及动脉硬化，末梢神经炎，性神经衰弱等病症。

【用法】酒剂，每瓶装500克，口服，每次15~25毫升，每日1~2次，空腹慢慢饮下。

【宜忌】肾阴虚者，孕妇及高血压病人忌服。

22 杜仲补天素(《贵州省药品标准》1982年)

【组成】杜仲、肉苁蓉、巴戟天、杞果、山萸肉、地黄等12味。

【功用】补肾健脾，益气养血，安神宁心。

【主治】先天或后天不足，或先天后天俱不足而偏于肾虚所致的腰酸背痛，夜间尿频，头晕，失眠，肢困，大便不调等。以及腰肌劳损，性神经衰弱，缺铁性贫血，再生障碍性贫血、神经衰弱等病症。

【用法】口服液，每次口服2~4支，每日2次。

【宜忌】伤风感冒应暂停服用，愈后可继续服用。

23 全鹿丸(《景岳全书》。《福建省药品标准》1981年)

【组成】全鹿干、锁阳、党参、生地、熟地、菟丝子、补骨脂、枸杞子等33味。

【功用】大补虚损，壮肾阳，滋肾阴，固精填髓，养血益气。

【主治】五劳七伤，诸虚百损，年老或久病之后阴阳气血俱虚。用治身体衰弱，头晕耳鸣，梦遗滑精或阳痿，自汗盗汗，妇女崩漏带下，子宫虚寒，滑胎小产，以及神经衰弱，肺结核，贫血，糖尿病，慢性肾炎等病症。

【用法】蜜丸，每丸重9克。口服，成人一次1丸，一日2次，温开水或淡盐汤送服。

【宜忌】忌食生冷，感冒发热、孕妇、阴虚火旺者均忌用。

24 龟龄集酒(《山西省药品标准》1983年)

【组成】鹿茸、人参、熟地、甲片、蚕蛾、枸杞子、雀脑、海狗肾、黄狗肾等18味。

【功用】补益气血,壮肾填精,补脑益髓,强壮机能,延年益寿。

【主治】虚劳,健忘失眠,腰酸腰痛,阳痿早泄,男子不育,宫冷腹痛,产后诸虚等。以及各种贫血,免疫功能低下,强直性脊柱炎,神经衰弱,脑动脉硬化的健忘,男子精清不孕,女子子宫发育不良,不孕症等病症。

【用法】酒剂,瓶装,分125毫升、500毫升、750毫升三种包装。口服,随意饮用,每次不超过50毫升,佐膳更宜。

【宜忌】伤风感冒者停服,孕妇慎用。

25 海马多鞭丸(《辽宁省药品标准》1982年)

【组成】海马、蛤蚧、韭菜子、枸杞子、狗鞭、驴鞭、牛鞭、貂鞭等34味。

【功用】温肾壮阳,补益气血,滋养阴精。

【主治】肾阳不足,阴精亏损,气血两虚所致的面黄肌瘦,腰膝酸软,阳痿不举,遗精滑精等。以及慢性肾炎、腰肌劳损。

【用法】水丸,每丸重0.2克,口服,1次10粒,1日2次,用黄酒或淡盐水送服。

【宜忌】外感发热者勿服,服药期间节制房事。

26 阳春药(《经验方》)

【组成】水貂鞭粉、羊鞭粉、狗肾胶、鹿茸、枸杞子等13味。

【功用】补肾壮阳,益精补虚。

【主治】肾阳虚所致的阳痿早泄,腰酸膝软,神疲健忘,头晕耳鸣等病症。

【用法】胶囊剂,每粒含生药0.25克,瓶装,每瓶20~40粒。口服,一日2次,一次2粒,温开水送服。

【宜忌】外感发热勿服,服药期间节制房事。阴虚火旺不服。

27 补肾宁片(山东省菏泽生化制药厂研制方)

【组成】羊外肾、人参、枸杞子、肉苁蓉、淫羊藿、海马。

【功用】温肾助阳,益气固本。

【主治】肾阳虚所致的阳痿,更年期综合征,Ⅱ型糖尿病,高脂血症,精子成活率低下,蛋白尿等病症。

【用法】每片含生药3.5克,口服,一次3~5片,一日3次。30天为一疗程,常须服1~2疗程。

【宜忌】阳盛或阴虚火旺者慎用。

28 七宝美髯丹(《本草纲目》)

【组成】制何首乌、当归、茯苓、补骨脂、枸杞子、菟丝子、牛膝。

【功用】滋填肝肾,神益精血。

【主治】肝肾两虚所致的须发早白,牙齿摇动,遗精盗汗,腰酸带下,筋骨痿弱等,以及贫血,神经衰弱,高血压,动脉硬化,男性不育等病症。

【用法】水蜜丸,每丸重 9 克。口服,成人一次 1 丸,一日 2 次,淡盐水或温开送服。

29 古汉养生精(马王堆出土医书《养生方》,《湖南省药品标准》1986 年)

【组成】人参、黄芪、枸杞子、女贞子、黄精等 12 味。

【功用】补中健脾,滋肾益精,补脑安神。

【主治】气虚精亏,脾肾不足之倦怠乏力,精神萎靡,头晕心悸,腰酸膝软,健忘失眠,阳痿遗精等。以及贫血,神经衰弱,性功能减退,梅尼埃综合征,低血压等病症及年老体弱。

【用法】口服液,每支 10 毫升,口服,每次服 1~2 支,每日 2~3 次,儿童酌减。

【宜忌】忌生冷油腻,凡属实热证者忌服。

30 慢肝养阴胶囊(《吉林省药品标准》1985 年)

【组成】北沙参、麦冬、生地、枸杞子、当归、人参皂甙。

【功用】滋补肝肾,养血活血,增强体力。

【主治】肝肾阴虚,肝经郁热所致的肋痛,头晕目眩,口苦咽干,五心烦热,失眠多梦,腰背酸痛,腿膝无力等。以及肝炎后期综合征,迁延性或慢性肝炎等疾病属肝肾阴虚,肝经郁热者。

【用法】每粒重 0.25 克,口服,成人 1 次 4 粒,一日 3 次,温开水送服;7 岁以上小儿 1 次 2 粒;3~7 岁小儿 1 次 1 粒。

【宜忌】肝肾阳虚与肝胆湿热证候或气滞血瘀等证候者忌服。

31 清宫寿桃丸(清宫秘方)

【组成】益智仁、大生地、人参、枸杞、天冬、当归、酸枣仁。

【功用】补肾生精,益元强壮。

【主治】老年肾虚。

【用法】小蜜丸,口服一次 10 克,一日 2 次,温开水送服,8 周为一疗程。

32 骨仙片(研制方)

【组成】熟地黄、女贞子、仙茅、骨碎补、牛膝、防己、枸杞子、乌豆。

【功用】填精益髓，壮腰健肾，强壮筋骨，舒筋活络，养血止痛。

【主治】骨质增生症，老年骨质退行性病变，胸椎及腰椎炎等病症。

【用法】口服，每次4~6片，一日3次，30天为一疗程。

33 清宫长春胶囊(根据清宫慈禧服用“长春益寿丹”研制而成)

【组成】人参、熟地、当归、枸杞子、杜仲、山茱萸、天门冬、远志。

【功用】补气养血，养智安神，滋润肤发，延迟衰老。

【主治】老年肝肾阴虚，气血不足，如神经衰弱，老年退行性病变，妇女月经不调，男子性功能减退，腰膝酸痛等病症。

【用法】口服，一次1~2粒，一日2~3次。

34 肝肾滋(研制方。《江西省药品标准》1984年)

【组成】枸杞子、黄芪、党参、麦冬、阿胶。

【功用】滋养肝肾，补益气血。

【主治】肝肾阴血不足，肺脾气虚所致的头晕眼花，肢体酸乏，少气懒言，腰膝酸软，月经不调等。以及精血不足之高血压病，梅尼埃综合征缓解期，贫血，进行性肌营养障碍症等病症。

【用法】糖浆剂，每瓶10毫升，口服，成人一次10毫升，一日2次。

【宜忌】腹胀，便溏，舌苔厚腻者，或咳嗽痰多者不宜服用。

35 杞蓉补酒(《宁夏药品标准》1981年)

【组成】枸杞子、肉苁蓉、补骨脂、何首乌、麦门冬、当归、怀牛膝等13味。

【功用】壮腰健肾，养血祛风。

【主治】肝肾两虚，精血不足，脑海失养所致腰膝酸软，头晕目眩等。以及腰肌劳损，骨质增生，颈椎病或梅尼埃综合征证属阴阳两虚者。

【用法】酒剂，每瓶装500毫升，750毫升。口服，每次10~15毫升，每日2次。

【宜忌】孕妇忌用，感冒时停服。

36 神力补(《吉林省药品标准》1983年)

【组成】人参、鹿茸、黄芪、龟板胶、熟地、牛膝、山药、枸杞子、菟丝子、桑寄生。

【功用】益气补血，滋阴补肾。

【主治】久病体虚，精血亏虚所致面色萎黄、头晕耳鸣、心悸怔忡、形体消瘦、精神疲乏、骨软痿弱等。以及贫血，发育不良，慢性疲劳综合征等病症。

【用法】口服液，每支 10 毫升。成人一日 3 次，一次 1 支，温开水送服，小儿酌减。

【宜忌】忌寒冷食物。

37 雏风精(《山东省药品标准》1984 年)

【组成】黄芪、人参、鹿茸、枸杞子、熟地黄、肉苁蓉、锁阳、狗鞭、鸡胎等 28 味。

【功用】温肾壮阳，补气养血。

【主治】肾阳不足，气血两虚所致的阳痿、遗精、腰膝酸软、精神倦怠、头晕耳鸣、失眠健忘、心悸不宁、月经不调、带下不孕等。以及贫血，神经衰弱，男子不育等病症。

【用法】口服液，每盒 10 支，每支 10 毫升。口服，一次 10 毫升，一日 2 次。

【宜忌】忌食生冷，节房事。

38 肾宝糖浆(《江西省药品标准》1985 年)

【组成】蛇床子、枸杞子、菟丝子、补骨脂、山药、边条红参、淫羊藿等 22 味。

【功用】调和阴阳，温阳补肾，安神固精，扶正固本。

【主治】阳痿，遗精，腰膝酸软，精神不振，夜尿频多，畏寒肢冷，妇女月经过多，白带清稀，不孕不育，慢性肾炎等病症。

【用法】口服液，每支 10 毫升，相当于原药材 10.38 克。口服，一次 10~20 毫升，一日 3 次，连服 20~40 日。

【宜忌】感冒发热期忌服。

39 脑灵素片(《河北省药品标准》1975 年)

【组成】人参、远志、鹿角胶、酸枣仁、龟板、熟地、五味子、大枣肉、枸杞子等 15 味。

【功用】补气血，益心肾，填精髓，安神健脑。

【主治】心肾不足，气血亏损，阴阳俱虚所致的心悸怔忡，头晕耳鸣，神疲健忘，精神萎靡，形寒肢冷，腰膝酸软，遗精阳痿等病症，以及心神经官能症，性神经衰弱等。

【用法】每片重 0.4 克，口服一次 2~3 片，一日 2~3 次，温开水送服。

【宜忌】高血压病慎服，忌辛辣。

40 虫草蜂王浆(《重庆市药品标准》1985 年)

【组成】蜂王浆、冬虫夏草、淫羊藿、枸杞子、甘松。

【功用】滋补肝肾，补肺醒脾。

【主治】肺肾虚衰所致头目眩晕，耳鸣失聪，咳喘，气短，乏力，纳呆，失眠，腰腿酸软无力等，以及神经衰弱，高血压，高血脂症，阳痿、早泄，女子性欲冷漠，年老体弱等病症。

【用法】口服液，每支10毫升，口服，每服10毫升，每日2~3次，儿童用量酌减。

【宜忌】肝火旺盛之高血压，肺热实喘等均非所宜。

41 软脉灵(研制方)

【组成】人参、熟地、枸杞、何首乌、牛膝、川芎、当归、丹参。

【功用】滋补肝肾，益气养血。

【主治】心脑血管疾病所致的头晕头痛，胸闷心悸，以及中风，心肌炎等病症。

【用法】口服液，口服，一次15毫升，一日2次，连续服40天为一疗程。

42 龟鹿二仙膏(《证治准绳》)

【组成】龟板、鹿角、人参、枸杞。

【功用】益气血，补精髓。

【主治】肾气虚衰，精血不足所致的眩晕耳鸣，视物昏花，肢体麻木，腰膝酸软，畏寒肢冷，手足麻木，阳痿，遗精等，以及甲状腺功能减退，肾上腺皮质功能减退，腰肌劳损，性功能障碍，性欲减退等病症。

【用法】膏剂，每瓶150~250克。一日3次，一次10克，口服。

【宜忌】外感病勿服。

43 还少丹(《普济方》)

【组成】山药、牛膝、山茱萸、枸杞子、熟地、肉苁蓉、大枣等15味。

【功用】大补心肾脾胃四经虚损。

【主治】精力衰弱，腰酸体倦，性功能减退等。

【用法】胶囊剂，口服，每次3~4粒，每日2~3次。

44 益肾补骨液(《广东省药品标准》1984年)

【组成】骨碎补、自然铜、续断、枸杞子、黄精、当归、熟地、白酒等11味。

【功用】滋肝肾，壮筋骨，补气血，化瘀定痛。

【主治】肝肾不足，气血亏虚所致的筋骨疼痛，活动不利，但红肿不明显的筋骨疾病。以及腰椎及足跟骨质增生，腰肌劳损及骨折中后期、促使骨折愈合。

【用法】糖浆剂，一日3次，一次10~20毫升，口服。

45 益髓冲剂(《吉林省药品标准》1985 年)

【组成】熟地、枸杞、巴戟天、鹿茸、山药、人参、牛骨髓、冬虫夏草等 14 味。

【功用】益肾填精,兼以活血通络。

【主治】肾阴阳两亏所致的腰膝酸痛,头晕耳鸣,四肢乏力,夜尿频或小便频清长。以及脊髓空洞症,截瘫,小儿麻痹症,风湿性关节炎,类风湿性关节炎等病症。

【用法】本品瓶装,每瓶 135 克。一日服 2 次,一次 7.5 克,开水冲服。

【宜忌】忌生冷油腻及辛辣食物,实热证勿用。

46 海马补肾丸(经验方)

【组成】大海马、人参、鹿茸、花鹿肾、黑驴肾、海狗肾、鹿筋、虎骨、枸杞子、当归、熟地等 19 味。

【功用】补肾壮阳,强腰健脑。

【主治】肾亏所致头晕耳鸣,腰膝酸痛,体倦乏力,心慌气短,梦遗滑精等。以及神经衰弱,年老体弱,营养不良,更年期综合征,性功能减退等证属于肾阴阳两亏者。

【用法】本品为浓缩丸,每瓶 120 粒,口服,每次 10 粒,1 日 2 次,温开水送服。

47 康宝口服液(《山东省药品标准》1984 年)

【组成】刺五加、黄精、党参、黄芪、桑椹、蚕蛾、枸杞子等 14 味。

【功用】益气健脾,补肾益精。

【主治】脾肾精气虚衰所致的神疲乏力,头晕耳鸣,失眠健忘,食欲不振,腰膝酸软,心悸气短,以及冠状动脉供血不足,冠心病心绞痛,脑血管病后遗症及脱发等病症。

【用法】口服液,每瓶装 10 毫升、100 毫升、250 毫升。一日 2~3 次,一次 10~15 毫升,口服。

【宜忌】温热病或阴虚阳亢,虚火上炎者不宜。

48 大补元煎丸(《景岳全书》,《福建省药品标准》1981 年)

【组成】熟地黄、党参、山药、当归、山茱萸、杜仲、枸杞子、甘草。

【功用】补益元气,滋阴养血。

【主治】久病元气不足,阴血亏少所致头痛,或因用心过度,思虑积久,暗耗精血所致的心悸气短、神疲乏力、面色不华、少食懒言、腰膝酸软、遗精阳痿、耳聋目眩。以及用治贫血、性神经衰弱,早期高血压,小儿发育不良等病症。

【用法】本品为蜜丸剂,每丸重 9 克,口服一日 3 次,一次 1 丸。7 岁以上儿童服成人 1/2 量;3~7 岁儿童服成人 1/3 量。

【宜忌】忌生冷辛辣等刺激性食物。

49 蛤蚧精(经验方)

【组成】蛤蚧、党参、黄芪、熟地、肉苁蓉、黄精、杜仲、巴戟天、枸杞子、山药。

【功用】补肝肾，益精血，壮筋骨，健脾胃。

【主治】气血两亏，身体虚弱，精神不振，失眠健忘等症。以及用治贫血，慢性肝炎，心肌劳损及神经衰弱等病症。

【用法】口服液，口服，一次1瓶，一日2次，宜于清晨或临睡前服用，身体需要时也可多服。

50 益生扶正液(研制方)

【组成】猪脾、枸杞子等。

【功用】调补脾胃，补益气血，扶正固本，调节和增强机体免疫功能。

【主治】食欲减退，腹胀便溏，体倦乏力，少气懒言，面色萎黄等症。以及反复呼吸道感染，某些病毒感染性疾病和癌症等。

【用法】口服液，每支10毫升，口服每次10毫升，每日2次或遵医嘱，小儿减半。

51 甜梦口服液(研制方，鲁卫药准字1996年185059号)

【组成】刺五加、淫羊藿、黄精、枸杞子、熟地、黄芪、山楂。

【功用】益气补肾，健脾和胃，养心安神。

【主治】头昏耳鸣，视减听衰，失眠健忘，食欲不振，腰膝酸软，心慌气短，中风后遗症，并对脑功能减退、冠状血管疾患、脑血管栓塞、脱发也有一定治疗作用。

【用法】口服液，每支10毫升，口服，一次10~20毫升，一日2次。

【宜忌】有内热者慎用。

52 健脑丸(范碧亭主编《中药成药学》)

【组成】柏子仁、酸枣仁、枸杞子、益智仁、肉苁蓉、五味子等12味。

【功用】养心健脑，补肾益智。

【主治】精血不充，心肾亏虚等引起的记忆力减退，遇事善忘，心悸不安，腰酸乏力，头晕耳鸣，或遗精早泄等病症。

【用法】水丸，每20粒重3克，每次20粒，一日服2次，温开水送下。

【宜忌】忌气恼及过度疲劳。

53 补肾益脑丸(片)(经验方)

【组成】人参、鹿茸、酸枣仁、熟地、山药、补骨脂、枸杞子等15味。

【功用】养心安神，滋肾益气，补血生精。

【主治】气血两亏，阳气虚弱，心跳气短，失眠健忘，遗精盗汗，腰腿酸软，耳聋耳鸣等症，亦用治心肌营养不良，冠心病，慢性胃炎，糖尿病(轻)，神经衰弱，血小板减少，女子虚寒白带、久不受孕，小儿发育不良，筋骨痿软，周围神经炎，脑血管痉挛，脑血栓形成后遗的肢体瘫痪等病症。

【用法】片剂，口服，一次4~6片，一日2次；蜜丸，一次1丸，一日3次。

【宜忌】感冒发烧者勿服，忌食辣腥、生冷。

54 固精补肾丸(《广东省药品标准》1982年)

【组成】肉苁蓉、巴戟天、五味子、菟丝子、枸杞子、金樱子、山萸肉等18味。

【功用】温肾健脾，固精止遗。

【不治】脾肾阳虚之梦遗早泄，性功能低下，阳痿，泄泻，腰膝酸软，食少神疲，四肢不温，以及胃肠功能紊乱，慢性肠炎，男性不育，妇女白带过多等病症。

【用法】水丸剂，每丸重0.2克，每次10丸，一日2~3次，口服。

55 萃仙丹(《辽宁省药品标准》1984年)

【组成】沙苑子、莲须、人参、茯苓、枸杞子、鹿茸、金樱子、补骨脂、芡实等17味。

【功用】补肾固精，益气强身。

【主治】下元虚损，精关不固，遗精，滑精，带下不止，面色苍白，神疲乏力，腰痛耳鸣，亦用治神经衰弱，慢性宫颈炎，乳糜尿等病症。

【用法】水丸剂，每100粒重3克，每次9克，一日2次，口服。

56 醒脑再造丸(研制方)

【组成】黄芪、三七、红花、人参、石菖蒲、珍珠、天麻、全蝎、僵蚕、枸杞子、槐花等。

【功用】化瘀醒脑，祛风通络。

【主治】中风昏仆，神志不清，语言謇涩，口角流涎，筋骨酸痛，手足拘挛，半身不遂等。

【用法】按医嘱。

57 大力醇(研制方)

【组成】黑蚂蚁、姚金娘果、枸杞子。

【功用】益气补血，温肾壮阳，通经活络，祛风除湿。

【主治】风寒湿痹，阳痿遗精，头昏耳鸣，腰膝酸软，脱发等症。

【用法】酒剂，每瓶 250 毫升、500 毫升、750 毫升。口服，一次 30~60 毫升或适量，一日 1~2 次，不善饮酒者可加糖调味。

58 育宫丸(片)(研制方)

【组成】熟地、菟丝子、杜仲、枸杞、龟胶、当归、党参、白术、鹿胶、紫河车、香附、川芎等 17 味。

【功用】温肾健脾，养血调经。

【主治】妇女久不受孕及月经不调。亦治子宫发育不良，不孕症及月经病。

【用法】丸剂或片剂，每丸(片)0.5 克，每瓶 100 粒，成人每次服 8 片，1 日 3 次。

59 增光片(《湖南省药品标准》1982 年)

【组成】石菖蒲、远志、当归、枸杞子、党参、麦冬、茯苓、丹皮。

【功用】补益肝肾，通润经络。

【主治】脏气不足，经络涩滞，神气不畅而视近清晰、视远不清，或初视尚可，稍久则模糊，亦治假性近视，青少年轻度真性近视，以及调节性、神经性眼疲劳等症。

【用法】糖衣片，每片含生药 0.3 克，口服，每次服 4 片，温开水送服，每日 3 次。

【宜忌】服药期间注意眼部卫生，最好配合做眼保健操。

60 障眼明片(广州中医学院研制方)

【组成】肉苁蓉、山茱萸、枸杞子、党参、黄芪、蕤仁肉、甘草、升麻、石菖蒲、密蒙花、蔓荆子、川芎、菊花。

【功用】补益肝肾，健脾调中，升阳利窍，退翳明目。

【主治】初期及中期老年性白内障，陈旧性眼底病，以及视力疲劳，精神困倦，头晕眼花，腰酸健忘等病症。

【用法】片剂，口服，一日 3 次，一次 4 片，3~6 个月为一个疗程。停药观察，如疗效未显著者，进行第 2 个疗程，中间停药一个月。

八 历代食疗方选

中医食疗学是在中医理论指导下，研究我国传统食疗、食养经验的一门科学，是在不断吸取新知识和不断进行临床实践的基础上逐步形成的。

中医认为"医食同源"、"药食同源"。据《淮南子·修务训》记载："古者之民，茹毛饮血，采树木之实，食蠃哝之余，时多疾病痛伤之害，于是神农乃教民播种五谷，相土地之宜，燥湿、肥沃、高下，尝百草之滋味，水泉之甘苦，令民知所避就。当此之时，一日而遇七十毒。"近如陆贾新说："民之食肉、饮血、衣皮毛，至神农时以爬虫、走兽难以养民，以求可食之物，尝百草之性，察酸苦之味，教民食五谷。"这都生动地描述了我国古代原始人群在共同狩猎、共同采集食物的过程中，往往遇毒而发生疾病。在经历了漫长、痛苦的历程之后，积累了丰富的感性认识，他们逐步选择了那些最为安全、有用的"百草"，作为维持日常生活所必需的食物；而另一些具有清热、止吐、止泻、祛痰等作用的"百草"，则被当成药物，用于治病；同时，也有不少"百草"，既可为食，又能疗病，这就成为食疗科学发展的物质基础。正常的进食，不会给机体的内环境带来不良的影响和干扰，这正是一般药物所未能具备的特点。因而，从这个角度来看，如果这种物品既可作为日常食物来食用，又具有一定的保健医疗作用，那么这些食物药，应该被认为是最好的药物、应用最方便的药物。

西医学之父希波克拉底也这样认为，他说："要把食物用作药物，发挥食物的医药作用。"由此可见，中西医学从一开始创业，都不约而同地提出了"重视食物治疗"这一科学的观点。可以这样说，食疗学既是一门源远流长的古老的科学，又是一门前途无限光明的、符合社会发展潮流的新生科学。实践将会证明，它对人类的健康，饮食保健、饮食治疗将发挥更大的作用。

据《战国策》记载，夏禹时仪狄开始做酒。商代人祭祀用酒，治病也用酒，认为酒有"邪气时至，服之万全"之功效。后世还有"酒为百药之长"的说法。此外，从繁体的"醫"字从酉来看，也说明酒与医药的密切关系，而且也可理解为"酒是医学的基础"。可见，我国历史上酒的酿造也是医药史上的重要发明，应用酒剂来防治疾病，这是古代中医学在医疗方法上的一个巨大进步。

相传商汤时宰相伊尹精于烹调，汤液就是他创始的。把能治病的药物或食物煎熬成汤液，不仅服用方便，易于发挥治疗效果，还能降低和减少对机体的副作用。《吕氏春秋·本味篇》中，引伊尹和商汤的谈话，讲到了许多烹调问题和食物知识。有医家认为，东汉名医张仲景所拟的“桂枝汤”就是从烹调里分出来的最古老的处方之一。方中的桂枝、芍药、甘草、生姜、大枣五味药中，有四味是厨房里经常备用的烹饪原料。我们至今还在应用的中药汤剂，就是从那个时候起就开始用于临床治疗中了。

到了周代，当时的统治者十分重视饮食保健，开始设置食医和食官以司其事。《周礼·天官》记有：“食医掌和王之六食、六饮、六膳、百馐、百酱、八珍之齐。凡食齐视春时，羹齐视夏时，酱齐视秋时，饮齐视冬时。凡和，春多酸，夏多苦，秋多辛，冬多咸，调以滑甘。”意思是说：食医掌管调配君王的六种饭食、六种饮料、六种肉食、百多种美味的食品，百多种精制的酱品和八种经过特别配制烹调的珍贵食物等等。大凡食(饭)宜温，所以食(饭)剂比照春天季节一样温；羹宜热，所以羹剂比照夏天季节一样热；酱宜凉，所以酱剂比照秋天季节一样凉；饮宜寒，所以饮剂比照冬天季节一样寒。大凡调味，春天多用一点酸味，夏天多用一点苦味，秋季多用一点辛味，冬季多用一点咸味；还要用点性滑的、味甘的食物来调和它们。王昭禹说：“齐者调和其味，使多寡厚薄，各适其节也。”当时设有食医、疾医(内科)、疡医(外科)、兽医四种医科，而食医专管调和食味，注意营养，预防和治疗疾病，确定四时的饮食，提出饮食之宜忌。食医在社会上具有很高的地位，是“四医”之首。

商代到周代，酿造业进一步发展，除了酿酒外，已有醋、酱、饴、豆豉、酱油等制品。公元前 2 世纪，刘安所著的《淮南子》中就有豆腐的记载。说明当时人们已经从简单的直接食用动植物食品，发展到制成多种经过化学处理的食品，这是我国营养学发展史上的一个很大的进步。

在“诸子蜂起，百家争鸣”的春秋战国时期，医学发展较快，人们也更加重视饮食调养和饮食卫生。有识之士已深感“膳用六牲”、“以酒为浆”的“肉林酒池”生活，并未使君王们“度百岁乃去”，反而常常夭折于不惑之年。《吕氏春秋》说：“肥肉厚酒，烂肠之食。”《韩非子》也说，“香莫脆味，厚酒肥肉，甘口而疾形”，指出咨口腹之欲，极滋味之美，穷饮食之乐，必将内蚀脏腑，患及祸至。孔子在《论语》中明确提出：“食不厌精，脍不厌细。食饐(音衣)而餲(音遏)，鱼馁而肉败不食，色恶不食，失饪不食，不时不食，割不正不食，不得其酱不食。肉虽多，不使胜食气。惟酒无量不及乱。沽酒市脯不食，不撤姜食不多食。”《吕氏春秋·季春纪》中具体谈道：“凡食无强厚味，无以烈味、重酒——是以谓之疾首。食能以时，身必无灾。凡食之道，无饥无饱——是之谓五藏之葆。口必甘味，和精端容，将之以神气。百节虞欢，咸进受气。饮必小咽，端直无戾。”意思是：关于饮食这个问题，务必不要吃那些味道很浓厚的食物；不要勉强饮用那些过于猛烈的酒类。如果经常饮食这些东西，那就是害病的开始。若能够在规定的时间和适当的时候吃饭用膳，身体就不会有祸害。进食的奥妙和道理，最好是吃到不饥也不饱的程度，这样就能够保护好五脏。进食的时候，口里必须感到味道的甘美，必须调和好自己的精神仪态，专心致志，以良好的心情来帮助食物的运转和消化，以便让体内的每个组织、每个细胞都感到振奋而活跃起来，前来接受水谷的精气(包括营养物质)。在下咽饮料的时侯，一定要一点点地吞下去，坐着的姿势要保持顺直，不偏斜、不歪曲。这些饮食的道理是很科学的。

成书于战国后期，迄于汉代的《内经》，是我国现存最早的中医经典著作。《内经、素问·脏气法时论》明确提出："毒药攻邪，五谷为养，五果为助，五畜为益，王菜为充，气味合而服之，以补益精气。"告诉人们，除了运用药物祛邪治病外，还必须用谷、肉、果、菜等食物以补益精气，营养身体，增强抗病能力，才能确保身体健康。而"五谷为养，五果为助，五畜为益，五菜为充"的以素为主、以荤为辅的膳食结构，历经2000多年沧桑，至今还在应用，的确给中华民族的健康带来颇多好处，具有强大的生命力。

在湖南马王堆三号汉墓出土的帛医书《五十二病方》，其中食物药用的占书中全部药品的四分之一，包括有食盐、乳汁、蜜、猪脂、牛脂等。书中所载50余种病，半数疾病可以食治、食养。

成书于东汉的《神农本草经》收录："上品120种为君，主养命以应天，无毒，多服久服不伤人，欲轻身益气不老延年者，本上经。中品125种为臣，主养性以应人，无毒有毒，斟酌其宜，欲遏病补虚羸者，本中经。下品125种，为佐使，主治病以应地，多毒不可久服，欲除寒热邪气，破积聚愈积者，本下经。"在上品中就有酸枣、橘柚、葡萄、瓜子、大枣、海蛤等22种食品；中品内有干姜、海藻、酸酱、赤小豆、黍米、粟米、龙眼、蟹等19种食品；下品中也有9种食物。

东汉时杰出医学家张仲景也曾应用不少食物来治疗疾病，如"猪肤汤"、"当归生姜羊肉汤"等名方。在"饮食禁忌"方面，张仲景说："凡肉及肝，落地不着尘土者，不可食之。猪肉落水浮者，不可食"，"肉中有朱点者，不可食之"，"秽饭、馁肉、臭鱼，食之皆伤人"。

东晋医学家葛洪在《肘后方》中首先记录用海藻酒治瘿病(甲状腺肿)，用猪胰治消渴(糖尿病)。医学家支法存治疗脚气病很有效果，现在分析，这些药物、食物中都富含维生素B_1。南唐陈士良写《食性本草》，唐刺史孟诜撰《食疗本草》，昝殷著《食医心鉴》。唐代名医孙思邈著《千金要方》，其中列有"食治专篇"。在序论中，孙思邈明确提出："夫为医者，当须先洞晓病源，知其所犯，以食治之，食疗不愈，然后命药"。他还说："食能排邪而安藏府，悦神爽志以资气血，若能用食平疴、释情遣疾者，可谓良工。"孙思邈大力提倡食疗，并以食疗作为治病疗疾的第一手段。孙思邈以多种动物肝脏(牛肝、羊肝、猪肝、鸡肝等)治疗雀盲；用母猪猪蹄、鲤鱼、鲫鱼疗产妇"乳无汁"；用羊靥(羊的甲状腺)消瘿(甲状腺肿)；用鹿肾治阳痿；以骨汤补肾。并列有羊肉汤方、猪肾汤方、羊肉黄芪汤方、鹿肉汤、乳蜜汤方等治疗妇人产后虚羸。开创了"以脏治脏"、"以脏补脏"的先河。唐另一名医王焘用杏仁煎疗气嗽，用谷气煮粥防脚气。

宋时《太平圣惠方》列有“食治中风诸方；食治风邪癫痫诸方；食治风热烦闷诸方；食治咳嗽诸方……”其中有治疗中风的豉粥方；治疗消渴小便数的羊肺羹；治疗水肿病的鲤鱼粥、黑豆粥；治疗咳嗽的杏仁粥、粳米桃仁粥等。在宋代另一本医著《圣济总录》内也提到可治 29 个病症的 285 个食疗验方。1085 年宋仁宗时陈直撰《养老奉亲书》，强调“以食治疾，胜于用药。凡老人有患，宜先以食治；食治未愈，然后命药。此养老人之大法也。”该书列有“食治眼目方，食治耳聋耳鸣诸方，食治老人泻痢诸方，食治喘咳诸方，食治诸淋方”等等，食疗方剂共 162 首。

元代太医忽思慧于天历三年(1331 年)著《饮膳正要》，开始从健康人的饮食方面立论。全书共 3 卷，它继承了食、养、医结合的传统，对每一种食品都同时注意它的养生和医疗效果，所载的基本上都是保健食品，是我国第一部有名的营养学专著。在“诸般汤煎”，“食疗诸病”中所列的木瓜煎、香圆煎、金橘煎、樱桃煎、桃煎、枸杞茶、荔枝膏等均有较好的食疗作用和营养价值。

明代著名医药学家李时珍历时 30 年完成的巨著《本草纲目》，收载药物 1892 种，其中包括大量食物，仅谷、菜、果三部就有 300 余种，虫、介、禽、兽有 400 余种。百病主治列验方万余，而食方过半。明代名医徐春甫编纂《古今医统大全》，嘉靖年间吴禄辑《食品集》、汪颖《食物本草》、宁源《食鉴本草》、钟惺《饮馔服食谱》、周履清《茹草编》、鲍山《野菜博录》等，对食疗资料的整理、发展均作出了贡献。

康熙年间(1691 年)沈李龙编《食物本草会纂》。温病学家王士雄著《随息居饮食谱》，以及《费氏食养》、《随园食单》、《调疾饮食辨录》、《食物秘书》、《粥谱·附广粥谱》、《串雅内编》、《本草纲目拾遗》、《养小录》、《餐芳谱》、《中馈录》、《素食说略》、《医学衷中参西录》等，均是清代著名食疗著作。

作者从 20 世纪 70 年代开始研究中医食疗，并力求与现代医学、食物学、营养学、烹饪学相结合，历时 7 年多。几经修改，在 1979 年 5 月完成《饮食治疗指南》一书，并于 1981 年由江苏科技出版社出版。这是 1976 年后国内最早出版的一本食疗专著，一出版就参加了德国法兰克福国际书展。读者遍及欧美、日本、东南亚及港澳台。又经过 20 多年的临床实践，吸取中、西医学、营养学、食物学、烹饪学、食疗学等学科新的研究成果，在 2002 年 7 月，完成《饮食治疗指南》第二版书稿，并出版。

作者在具体介绍“枸杞古今食疗选方”之前说了我国中医食疗发展的情况，目的是要引起读者对食疗的兴趣和重视，并希望读者能在实际生活中广泛采用，加以验证，并不断改进，总结出新的食疗经验，推动食疗学的健康发展。

作者认为，当代中医食疗是以中医理论为指导，以临床实践和实验研究为基础，现代科学知识(包括食物学、营养学知识)为依据，主要应用食物、烹制食物，并以膳食方式来防治疾病、养生保健、康复机体的一种方法。一般有两大类：一类是单独用食物，如食物的鲜汁、食物制成的饮料、羹、汤、酿制品、粥饭、面食、菜肴等；第二类是食物中加入药物后烹制成的食品，如人参粥、黄芪炖乌骨鸡、虫草鸭等，这一类目前习惯称之药膳。但必须知道，“药膳”又有两种情况，以食物为主料，加少数或少量药物烹饪成的食品，仍宜归属“食疗”范围；而以药物为主，药物有多种，甚至有10多种、或是整个中药方(如十全大补汤、益母八珍汤等)，而食物属于从属地位者，这类制品理应归属于“药疗”范围。而不论它是直接加入药物一起烹制，还是先煮取药汁后，以药汁与食物再烹制，都应属于这种范畴。“药膳”的名称是不能代表“食疗”的，而只是“食疗”中的一个特殊类型而已。目前，在医学界、市场上，对“食疗”、“药膳”，都存在一些似是而非的说法，甚至在出版的著作中都有体现，希望读者加以分辨。

现将作者收集的有关枸杞的历代食疗选方，分为粥类、饭类、面类、菜肴类、饮料类、果品类、膏类、酒类、茶类、露类等加以介绍。并在选方后说明作者在临床应用中的心得体会以及注意事项。便于读者在阅读和应用时参考。

(一)粥 类

1 枸杞叶粥①(《中国食疗药粥谱集锦》引《圣济总录》)

【组成】枸杞叶20克、葱白7根、薤白6克、豆豉10克、粳米50克、味精、精盐、香油、姜末各适量。

【制法】诸药煎汁，煮粥，调味。

【服法】每日2次，每次1碗，作早、晚餐或当午后点心食用。

【功用】补肾益精。

【主治】肾虚劳损，腰脊疼痛，虚劳烦热等。

2 枸杞叶粥②(《宫廷颐养与食疗粥谱》引《传信方》)

【组成】枸杞叶鲜者60~100克(干者30克)、粳米100克。

【制法】煮粥。

【服法】空腹食。

【功用】补虚益精，清热止渴，祛风明目。

【主治】肝肾亏损，腰膝痿弱，虚劳发热，目赤昏痛及风湿痹痛。

3 枸杞叶粥③(作者验方)

【组成】新鲜枸杞叶(俗称枸杞头)100克、糯米50克、白糖适量。

【制法】新鲜枸杞叶洗净后加水300毫升，煮至约200毫升，去枸杞叶，加入糯米，再加水 300 毫升，煮成稀粥。

【服法】早晚餐温热服食，每次 1 碗。也可作为下午点心食用，每服 1 碗。

【功用】补虚益精，清热明目。

【主治】虚劳发热，肝肾精亏，烦渴，头晕目赤，夜盲症。

【按语】枸杞叶含有肌甙、胞啶酸、尿甙酸、琥珀酸、焦谷氨酸和谷氨酸、精氨酸等化学成分，有一定的营养作用。作者临床经验，枸杞叶粥对女性阴冷宫寒，男性精清不育、阳痿、早泄者也有一定治疗作用，但宜常服。有枸杞叶鲜品时可以鲜叶煮粥；若无鲜品，则在枸杞叶生长季节采集后晒干保存，以备随时可用。由于枸杞叶粥也有一定的补肾助阳功效，可以促进性神经的兴奋，故有性功能亢进情况者，不宜多服食。本方是以枸杞叶先煎取汁后与米煮粥，也可以用枸杞叶与米加水一起煮粥后服食，稍加白糖调味，连枸杞叶一起服下。

4 枸杞叶香血糯粥(作者验方)

【组成】新鲜枸杞嫩叶 100 克(干枸杞叶 30 克)、香血糯米 100 克、白糖适量。

【制法】新鲜枸杞嫩叶洗净与香血糯米一起入锅，加水常法煮粥，粥稠时调入白糖。

【服法】作为下午的点心及晚餐时服食，每次温服 1 小碗。

【功用】补益肝肾，益气补血，明目活血，强身生精。

【主治】气血亏虚，发育不良，脾胃虚寒，体弱精亏，尿频、自汗，记忆力减退，头发早白，腰膝酸软，跌打损伤。

【按语】香血糯产于江苏武进，糯米色呈紫红色。同类的糯米有西双版纳紫糯米，广西东兰墨米、惠水黑糯米，常熟血糯(又名鸭血糯、补血糯)，无锡御糯，宜兴紫香糯等，均适合应用。香血糯含有丰富的铁、钙、磷、锌等元素，其所含的蛋白质、脂肪、维生素 B_1、维生素 B_2 也比一般糯米要高。故营养价值较高，补益作用大。紫糯米在云南又称为“接骨糯”，能壮骨生髓。常吃本粥，能使肌肤细嫩，健脑乌发，体质增强，也是老人、幼儿、产妇、病后、体弱者较理想的滋补珍品。

5 枸杞粥①(《养老奉亲书》引《圣惠方》)

【组成】枸杞菜 250 克(切)、粳米二合。

【制法】上件，以豉汁相和，煮作粥。以五味葱白等调和。

【服法】食用。

【功用】补益。

【主治】五劳七伤，衰弱。

【按语】本方中粳米用量以 200 克左右为宜。作者在用本方时常加入枸杞子 30 克同煮粥，以加强滋补作用。

6 枸杞粥②(作者验方)

【组成】枸杞叶鲜者100克(干品30克)、枸杞子20克、粳米50克。

【制法】枸杞叶用水洗净后晾干,枸杞子去杂质略加水泡发。先以大米和枸杞叶加水如常法煮粥,半熟时再加入枸杞子,熟后略加白糖调味。

【服法】早晚餐时服食,每次服1小碗。连服15天以上。

【功用】滋补肝肾,养血明目,益精助阳。

【主治】男性阳弱,女性阴冷,老年目暗,病后头昏。

【按语】本品红绿相间,清补并用,上下兼顾。使枸杞子益精助阳而无烦躁内热,特别适合于男性阳弱而伴有虚热,女性阴冷而伴有烦渴者。以枸杞叶之清滋凉润,弥补单用枸杞子的不足。

7 枸杞子粥①(《本草纲目》)

【组成】枸杞子20克、粳米50克、白糖适量。

【制法】枸杞子、粳米煮粥,熟后调入白糖。

【服法】每日2次,每次1碗。作早、晚餐或当午后点心食用。

【功用】补肾益精,养肝明目,润肺止咳。

【主治】肝肾阴虚,头晕目眩,腰膝酸软,虚劳咳嗽,消渴,遗精,阳痿,视力减退等。

8 枸杞子粥②(作者验方)

【组成】宁夏枸杞子30克、糯米100克、食盐少量。

【制法】枸杞子、糯米加水常法煮粥,初沸后则文火慢熬,待米开花,粥汤黏稠而浮起粥油时,调入少量精盐(加锌盐亦可),稍焖,即可。

【服法】每日早晚餐时温服1碗,也可作为下午点心及晚餐时服。宜连续服食一段时间,一般不少于30天。

【功用】滋补肝肾,益气补血,益精明目。

【主治】用于肝肾虚损、精血不足所致的腰膝酸软、头昏、耳鸣、遗精;用于因肝肾不足,精血不能上济于目所致的双目昏花,视力减退以及消渴等症。

【按语】作者临床应用观察,本方适合于糖尿病,高脂血症,脂肪肝,慢性肝炎,动脉粥样硬化的患者服食。平时经常服用,可预防心脑血管病的形成和发展。本方在煮粥时要求见到米油(也称粥油),米油具有滋阴长力作用。赵学敏说:"黑瘦者食之,百日即肥白,以其滋阴之功,胜于熟地。"王士雄《随息居饮食谱》亦说:"米泊可代参汤。"《紫林方》以米油加炼过食盐少许,空腹调顺,可治男性精清不孕,久服,其精自浓。故在治疗男性因精子异常症,或体质虚弱引起不育时,常服食本方也有一定治疗作用。

9 枸杞羊肾粥①(《饮膳正要》)

【组成】枸杞叶500克、羊肾1对、葱白1茎、羊肉250克(炒)。

【制法】上四味拌匀,入五味,煮成汁,下米熬成粥。

【服法】空腹食之。

【功用】益气补阳,补肾壮腰。

【主治】阳气衰败,腰脚疼痛,五劳七伤。

10 枸杞羊肾粥②(《圣济总录》)

【组成】鲜枸杞叶500克、羊肾2只、大米250克。

【制法】鲜枸杞叶洗净,切碎;羊肾洗净,去筋膜臊腺,切碎。与大米一起入锅,加水适量,用小火煨烂成粥,调味即可。

【服法】早晚餐时服食,每次1碗。宜常服。

【功用】补肾强壮腰膝。

【主治】肾虚腰痛,老年人腰膝酸痛,脚跟疼痛。

11 枸杞羊肾粥③(《宫廷颐养与食疗粥谱》)

【组成】羊肾1对、枸杞叶500克、粳米100克、葱白少许。

【制法】先将羊肾、枸杞子切碎,与米、葱煮粥,俟粥熟加调料。

【服法】温服。

【功用】补肾益精。

【主治】肾虚劳损,腰脊疼痛,足膝软弱,虚劳烦热,崩漏,带下等。

12 杞叶羊肾粥④(《祝您健康》1991年3期)

【组成】枸杞叶250克、羊肾1对、羊肉60克、调味品适量。

【制法】将羊肾去筋膜,洗净、切细;羊肉洗净、切丝。先将枸杞叶水煎取汁,加羊肾、羊肉、大米、葱白、姜末等同煮,待熟时调入细盐少许。

【服法】食用。

【功用】补肾益气。

【主治】肾虚劳损所致的腰脊疼痛,头晕耳鸣,听力下降,阳痿,尿频或遗尿。

13 枸杞地黄粥(《疾病的食疗与验方》)

【组成】枸杞子、干地黄各15克、生姜汁10~20滴、粳米30~50克,红糖适量。

【制法】粳米煮粥,将熟时入枸杞子、地黄、生姜汁,煮数沸即可。

【服法】食时加红糖,晨起作早餐。

【功用】益肾通络。

【主治】中风肾虚络阻。

14 枸杞豉叶粥(《宫廷颐养与食疗集锦》)

【组成】枸杞5克、豉汁50毫升、粳米100克。

【制法】先煮枸杞,去渣取汁,再入粳米煮粥,候熟,下豉汁,搅拌后2~3沸即成。

【服法】随意食用。

【功用】补益肝肾,和养胃气。

【主治】体虚久病,五劳七伤,房事衰弱,腰膝无力等症。

15 枸杞子山药粥(《饮食疗法100例》)

【组成】生山药100克、枸杞子10克。

【制法】生山药去皮切片,与枸杞子用清水煮粥。

【服法】每日2~3次,可以长期服。

【功用】补肾健脑。

【主治】脑萎缩。

16 天冬枸杞粥(《疾病的食疗与验方》)

【组成】天门冬60克、枸杞子15克、白米适量。

【制法】煮粥。

【服法】温食,每日1~2次。

【功用】滋肾润燥,养阴生津。

【主治】糖尿病肾阴亏耗型。

17 羊腰枸杞粥(《中国食品》)

【组成】羊腰1对、羊肉100克、枸杞10克。

【制法】与大米煮粥。

【服法】每日食用。

【功用】温补元阳,暖上益胃。

18 杞豉粥(《宫廷颐养与食疗粥谱》引《本草纲目》)

【组成】枸杞叶15克、粳米100克、豆豉汁少许。

【制法】先将枸杞叶切碎,入豆豉汁、粳米煮粥。

【服法】经常食用。

【功用】滋补肝肾,益胃消食。

【主治】肝肾虚亏,筋骨软弱,腰膝无力,头晕目昏,食少纳呆诸症。

19 粳米羊肉枸杞粥(《宫廷颐养与食疗粥谱》)

【组成】枸杞、羊肉、粳米各适量。

【制法】上三味同煮成粥,俟粥熟加入葱、豆豉、酱油及盐少许,令沸。

【服法】沸后食之。

【功用】温中散寒。

【主治】腹中冷痛。

20 牛肝杞子粥(作者验方)

【组成】牛肝150克、宁夏枸杞子15克、粳米50克、味精、精盐、香油、葱、姜末等各适量。

【制法】将牛肝切薄片,枸杞子与粳米一起入锅,加水常法煮粥。粥沸后,将牛肝片加入,调匀,再煮至熟透,即可加调味品服食。

【服法】每日早晚餐时各温服1碗。

【功用】补益肝肾,养血明目。

【主治】肝血不足所致的头晕,目花,夜盲等病症。

【按语】牛肝补肝,并补充维生素A,应用时发现,本方还有美容作用,经常服用,可使皮肤保持红润细嫩光滑。

21 红枣杞子粥(作者验方)

【组成】红枣10枚、宁夏枸杞子15克、粳米100克。

【制法】红枣去核,与枸杞子、粳米一起入锅,加水常法煮粥。也可先煮米粥,初沸时再加入红枣、枸杞子再一起煮熟。有的人不喜欢吃太"烂"的红枣,可以采用这种煮法。

【服法】每日早晚餐时各温服1碗。

【功用】补益肝肾,补脾和胃,益气生津,养肝明目。

【主治】肝肾亏虚,头晕目眩,腰膝酸软,脾虚腹胀、纳呆,虚劳咳嗽,视力减退,男性遗精、阳痿，贫血萎黄等症。

【按语】本方对慢性肝病、脂肪肝的治疗有较好的效果，并能降低血胆固醇。

（二）饭　类

1 参枣杞子饭(作者验方)

【组成】党参10克、大枣20个、宁夏枸杞子15克、糯米250克、白糖50克。

【制法】将党参(切小段)、大枣、枸杞子放在锅内，加水适量泡发后煎煮半小时，捞出党参、大枣、枸杞子，汤备用。糯米淘净，加水适量放入大碗中蒸熟后扣在盘中，把大枣及枸杞子摆在上面。另用锅，放入药液、白糖，用文火煎成浓汁，浇在大枣杞子饭上即可。

【服法】佐餐或作点心吃，一次不宜吃得太多。一料一般分2~3次吃完，连枣、杞子一起吃，党参也可咀嚼服下。

【功用】益气补血，健脾和胃，补肾生精，养血明目。

【主治】体虚气弱，乏力倦怠，心悸失眠，食欲欠佳，脾虚便溏，肾亏遗泄，腰膝酸痛，老眼昏花。

【按语】本方有保肝作用，适合于慢性肝病、脂肪肝患者服食。有贫血，过敏性紫癜及过敏性紫癜性肾炎者亦宜服食。有动脉粥样硬化，高脂血症，心脑血管病者亦可经常服食。参枣杞子饭红白鲜艳，味甜可口，胃喜为补，用者均愿常食。但也要注意，凡湿热蕴结、舌苔黄腻者则不宜选食。

2 杞子八宝饭(作者验方)

【组成】宁夏枸杞子30克、糯米500克、薏仁米、白扁豆、莲子肉(去芯)、核桃肉、龙眼肉各50克、糖青梅25克、红枣20个、白糖100克。

【制法】先将枸杞子、薏仁米、白扁豆、莲子，用温水泡发4小时，洗净，放在普通铝锅或高压锅内煮熟备用。红枣洗净去核，以水泡发。核桃肉炒熟，龙眼肉、糖青梅装入盆内备用。糯米淘洗净后放盆中或锅中加水蒸熟备用。取大碗一个内涂猪油，碗底摆好糖青梅、枸杞子、龙眼肉、红枣肉、核桃仁、莲子、白扁豆、薏仁米，最后放上熟糯米饭，再上蒸锅蒸约15~20分钟，把杞子八宝饭扣在大圆盘中，再用白糖加水熬汁，浇在饭上即可。

【服法】佐餐或作点心吃。

【功用】健脾，养胃，益阴，滋肾，和肝，安神。

【主治】老年体弱，纳呆食少，消渴，精神欠佳，大便稀溏，慢性咳嗽，失眠易惊，记忆力减退，慢性肝病。

【按语】本品色、香、味、形俱佳，在八宝饭基础上加用宁夏枸杞子，增强了补肾养肝的作用。从临床观察得知，本品包括莲子肉、核桃肉、龙眼肉、红枣、薏米仁、白扁豆等果品类，有较好的健脾益肺(即培土生金)作用，有老年性慢性支气管炎、慢性咳喘、轻度肺气肿、肺结核肺脾亏虚的病人均宜选食。对患有神经衰弱，经常睡眠不安，失眠易醒者，食之亦有保健治疗作用。但也要注意，凡有湿热蕴结，脘腹胀闷不适，食积难化等情况时不宜再选食。由于本品所含维生素、无机盐、碳水化合物、植物性脂肪(一般为不饱和脂肪酸)较多，故也有较高的营养价值。

(三)面食类

7 枸杞面茶(《中医保健食谱》)

【组成】面粉 3 000 克、白糖 1 500 克、枸杞、核桃仁、松子仁各 500 克、瓜子仁 240 克、芝麻油、羊油、麻油各 500 克、芝麻 2 000 克、松萝茶 90 克。

【制法】面粉炒成黄色，枸杞子炒干研成面，芝麻炒香，松萝茶打碎，核桃仁、松子仁、瓜子仁均炒香。羊油、麻油放锅内烧温，倒入炒面炒一会儿，把芝麻油徐徐倒入，再稍炒一会儿，把松萝茶、核桃仁、松子仁、瓜子仁放在里面拌匀，盛入瓷器。

【服法】临食时用水和开，入锅煮沸数分钟即可。

【功用】滋肾润肺，补肝明目。

【按语】作者用于老年人慢性支气管炎，肾不纳气、肺燥作咳；肝血不足，双目昏花；津枯肠燥、便秘便涩诸病症，有较好的治疗保健作用，但宜经常服食。

2 杞子山药扁豆饼(作者验方)

【组成】宁夏枸杞子 30 克、山药鲜品 100 克、新鲜扁豆 50 克、红枣肉 50 克、白面 250 克、白糖适量。

【制法】枸杞子洗净捣碎，鲜山药切片后捣成泥状，鲜扁豆略切小块，红枣肉研成泥状，和入白面和匀，常法制成薄小饼，烙成焦黄色。

【服法】佐餐服食，或作点心随意食用。

【功用】滋肾养肝，健脾和胃，益气调中。

【主治】脾虚气弱，健运失司所引起的大便经常溏软，脾虚生化不足，肝血失养所致的面黄形瘦、乏力倦怠，肾气不足之遗泄和腰膝酸软。

【按语】脾虚肾亏者食之最佳。凡舌苔黄腻、尿赤便结者则不宜服用。

3 杞子皂羹面(作者验方)

【组成】白面条 100 克、宁夏枸杞子 20 克、羊腰子 2 个、胡椒、盐、醋、葱、姜、味精等佐料适量。

【制法】羊腰子 2 个去油膜煮熟切块，枸杞子洗净。面条加水煮，初沸时加入羊腰子、枸杞子，数滚煮熟后加入佐料即可。

【服法】佐餐服食。

【功用】健脾益肾，聪耳明目。

【主治】肾虚而引起的腰酸乏力，小便频多，阳痿早泄，耳鸣目糊。亦适于体质虚弱，少气懒言，食欲欠佳者。

【按语】皂羹面原载于《饮膳正要》，主治肾气虚寒，以羊腰子为主料。后加入少量枸杞子，发现补肾壮腰作用加强，对肾虚耳鸣目糊也有较好的治疗保健作用。

4 枸杞山药茯苓包(作者验方)

【组成】宁夏枸杞子 20 克、山药粉 50 克、茯苓粉 50 克、面粉 500 克、白糖 150 克、猪油适量。

【制法】宁夏枸杞子洗净研碎。山药粉、茯苓粉放入大碗内，加清水适量，浸泡成糊，上笼用武火蒸 30 分钟后取出。再取面粉 100 克、白糖、猪油(少许)、枸杞子泥调成馅。再将余下的面粉加清水适量，揉成面团，再加发面揉匀，静置 2~3 小时，至面团发起后，放碱揉匀分成若干小面团，放上馅心做成包子。将包子上笼，用武火蒸约 15~20 分钟即可。

【服法】每日早晚各吃 1 次，佐餐用。

【功用】健脾和胃，补肾涩精。

【主治】脾胃虚弱之食少纳呆，消渴，肾气亏虚之尿频，遗精，遗尿。

【按语】山药茯苓包出自《儒门事亲》，作用偏向于健脾益气，作者应用时加入枸杞子，使补肾涩精之功用增强。年老体弱者因肾气亏虚、夜尿频多，也可选食本方。

(四)糕　点

1 杞子栗子糕(作者验方)

【组成】宁夏枸杞子 50 克、板栗 500 克、白糖 200 克。

【制法】枸杞子洗净，温水略泡发。板栗放入锅内，加清水煮 30 分钟，取出，放入盆内，待冷后剥去皮，放入碗内，再上笼蒸 30 分钟，取出，加白糖，压成栗子泥，同时和入枸杞子，和匀。把枸杞子栗子泥压入糕模中即成。

【服法】每日早晚餐时各服1次。

【功用】补肾壮腰膝，养胃健脾，活血止血，养肝明目。

【主治】腰脚无力，腰痛膝软，遗精，白带，头目昏眩，久病体弱，小儿筋骨不健，老年人头昏目花，脾虚便血。

【按语】板栗补肾壮腰，杞子补肾益精，二者配伍做糕，使补益作用持久，特别适合中老年人服食。但要注意，每次服食不宜太多，贵在坚持。若有湿热内蕴、痞满痞积者则不宜食用。

2 杞子桑葚糕(作者验方)

【组成】宁夏枸杞子25克、桑葚(紫黑色)25克、米粉250克、白糖150克。

【制法】先将枸杞子、桑葚洗净后在温水中略加泡发。米粉用水湿润后，撒在蒸笼的屉布上，盖好盖，用武火蒸15~20分钟，取出冷却，再摊在洁净的布上，用刀将其压平，撒上枸杞子和桑葚，上面再撒上一层米粉，上笼再蒸约10分钟即可。

【服法】把糕切成4厘米长、3厘米宽的小块，即可佐餐用。早晚各吃1块。

【功用】滋补肝肾，养血安神。

【主治】肝肾亏虚，体质虚弱，头目昏眩，失眠易惊，血虚萎黄，腰膝酸软，

【按语】若在本方中再加入适量黑芝麻，制成杞子桑葚芝麻糕，糕色紫红黑白，更适合于老年人、体弱者服用。特别是脾胃虚弱，津少肠燥便秘者服之更佳。

(五)菜　肴

1 枸杞鸡(《实用防癌保健及食疗方》、《中医保健食谱》)

【组成】枸杞子15克、子母鸡1只、料酒、胡椒粉、生姜、葱、味精、食盐各适量。

【制法】枸杞装入鸡腹，放入盆内(腹面朝上)，把葱段、生姜也放入盆内，加入清汤、食盐、料酒、胡椒粉，将盆口封住，置于装有沸水的锅上，用武火蒸2小时，取出，拣去姜、葱，放入味精即成。

【服法】饮汤食鸡肉。

【功用】滋补肝肾。

【按语】脾胃虚弱所致的消化不良、便溏、泄泻者慎用。

2 枸杞乌骨鸡(作者验方)

【组成】宁夏枸杞子25克、乌骨鸡1只、料酒、葱姜、味精、食盐各适量。

【制法】枸杞子洗净略用温水泡发。乌骨鸡宰后去毛及内脏，洗净，将枸杞子放入鸡腹内，加水适量，隔水炖熟。另一方法是将净乌骨鸡肉剁成3厘米见方的块，放入沸水锅内烫3分钟捞出，洗净血沫，再与枸杞子一起入锅，加水炖熟。将熟时加入各种调料，煮熟即可。

【服法】吃枸杞子、鸡肉，饮汤。

【功用】滋补肝肾，养阴补血。

【主治】男女肝肾亏虚，腰脊酸痛。男子阳痿遗精，女子阴冷，崩中带下，月经不调。头目昏晕，神经衰弱，以及糖尿病，高脂血症，脂肪肝，慢性肝病。身体虚弱，病后康复。

【按语】一般鸡肉性味甘温，能益气、温中、补精、填髓。乌骨鸡性味甘、平，入肝、肾经。《本草纲目》记：乌骨鸡"益产妇，治女人崩中带下虚损渚病"。《本草经疏》认为"乌骨鸡，补血益阴"。枸杞子与乌骨鸡同用，补益肝肾，益精明目的作用更佳。由于枸杞子能降低血糖，显著增加血清及肝的磷脂含量，降低胆固醇，抑制脂肪在肝细胞内沉积、防止肝脂肪变，促进肝细胞再生，所以更适合高脂血症、糖尿病人经常服食。

3 怀杞炖鸡肉(《四季补品精选》)

【组成】鸡半只、生姜15克、怀山药30克、枸杞子15克、盐适量。

【制法】鸡肉洗净，切块。姜切片加入水中煮沸后，将切好之鸡块倒入烫一下，马上取出，以去除腥味。鸡块置入炖锅中，加入怀山药、枸杞子及开水，加盖，小火炖1小时即可。

【服法】佐餐服食。

【功用】补血益气。

【主治】病愈后体弱。

4 枸杞桃仁鸡丁①(惠安堂)

【组成】嫩鸡肉600克、枸杞90克、核桃仁150克、鸡蛋(用蛋清)150克、盐20克、味精2克、白糖20克、胡椒粉4克、鸡汤150克、麻油20克、水生粉50克、黄酒20克、猪油200克、葱、姜、蒜各20克。

【制法】鸡肉切成1厘米见方的丁，枸杞洗净，核桃仁用开水泡后去皮，葱、姜、蒜洗净后切成指甲片大小。鸡丁加盐、黄酒、味精、胡椒粉、蛋清、水生粉，调匀上浆。另用碗放盐、味精、白糖、胡椒粉、鸡汤、麻油、水生粉，调成芡汁备用。烧热锅，放猪油，烧至油五成热时将核桃仁下锅，用温火炸透，再将枸杞倒入，翻炒片刻即起锅沥油。烧热锅，放猪油，烧至油五成热时，投鸡丁入锅快速划散，即可盛起。锅内留余油，下葱、姜、蒜片稍煸，再投鸡丁，接着将芡汁倒入速炒，并投入核桃仁和枸杞，炒匀即成。

【服法】佐餐服食，枸杞子、核桃肉、鸡肉均食。

【功用】补肝肾，强腰膝，明目安神，止咳平喘。

【主治】肝肾虚损、精血不足所致的腰膝酸软、头昏、耳鸣、遗精、眼花、视力减退及咳嗽、气喘等症。

5 红杞田七鸡(成都同仁堂)

【组成】肥母鸡1只、枸杞15克、三七10克、精猪肉100克、小白菜心250克、面粉150克、黄酒30克、味精5克、胡椒粉5克、姜20克、葱白30克、盐10克。

【制法】将鸡宰杀后褪净毛桩，除去内脏，斩去爪，冲洗干净。枸杞子洗净。将三七分成两份：一份研成末；一份上笼蒸软后，切成薄片。猪肉斩成茸。小白菜洗净，用沸水烫后，斩碎。面粉用水调和，揉成包饺子的面团。葱、姜洗净后，葱少许切成细末，其余切成段。姜切成大片，碎块捣成姜汁。将鸡先放入沸水锅汆一下，捞出，用凉水冲洗后，沥去水分，然后把枸杞、三七片、姜片、葱段塞入鸡腹，把鸡放入搪瓷碗内，放清汤，加胡椒粉、黄酒，再把三七粉撒在鸡脯上，用湿棉纸封严碗口，用武火上笼蒸约2小时。鸡上笼1小时后，便可将猪肉茸加盐、胡椒粉、黄酒、姜汁和少许清水搅匀上劲成馅，再加小白菜和匀。面团揪成20个小剂子，擀皮后，放肉馅，包成小饺子。待鸡熟时，另用锅，放清水，浇沸，放饺子，下锅煮熟。同时取出鸡，揭去纸，加味精调好味，将鸡汤、饺子盛入碗内即成。

【服法】佐餐食用。

【功用】补肝肾，益气血。

【主治】肝肾亏虚之腰酸、头昏、耳鸣；亦可用于跌打损伤，冠心病心绞痛时发作的瘀血病人。补中有活，活中有补，适宜气滞血瘀或气虚血瘀者食用。

6 枸杞桃仁鸡丁②(《中国药膳学》)

【组成】核桃仁150克、枸杞子90克、嫩鸡肉600克、鸡蛋3个、食盐20克、味精2克、白砂糖20克、胡椒粉4克、鸡汤150克、芝麻油20克、干淀粉15克、绍酒20克、猪油200克、葱、姜、蒜各2克。

【制法】枸杞子择后洗净，核桃仁用开水泡后去皮，待用。鸡蛋切成1厘米见方的丁，用食盐、味精、白砂糖、胡椒粉、鸡汤、芝麻油、湿淀粉对成滋汁。将去皮后的核桃仁用温油炸透，对入枸杞即起锅沥油。锅烧热注入猪油，待油五成熟时，投入鸡丁快速滑炒，倒入漏勺内沥油，锅再置火上，放50克热油下入姜、葱、蒜片稍煸，再投入鸡丁，接着倒入滋汁速炒，随即投入核桃仁和枸杞子炒匀即成。

【服法】佐餐。

【功用】补肾壮阳，双补气血，明目健身。

【主治】肾阳不足之阳痿、尿频，肺肾两虚之咳嗽、气喘，精血亏少之眩晕、便秘，以及身体虚弱之神疲、乏力、面色无华等症。临床可用于性功能低下、老年慢性气管炎、老年便秘、贫血及营养不良患者。

7 枸子鸡蛋汤(《疾病的食疗与验方》)

【组成】枸杞子 30 克、鸡蛋 2 个。

【制法】共水煮至蛋熟，去蛋壳再煮。

【服法】每天 1 次，连服 3~5 天。

【功用】养肝肾，益精血，补气血。

【主治】神经衰弱，贫血，慢性肝炎，视力减退等。

8 枸杞芽煎鸡蛋(《食疗本草学》)

【组成】枸杞苗(鲜)30 克(切细)、鸡蛋 2 只。

【制法】上加食盐少许，调匀，以食油煎煮。

【服法】随意食之。

【功用】清肝养血明目。

【主治】肝虚血少、眼目昏花、干涩或夜盲。

9 枸杞南枣鸡蛋(《家庭食疗手册》)

【组成】枸杞子 15~30 克、南枣 6~8 枚、鸡蛋 2 只。

【制法】鸡蛋煮熟后去壳，再共煮片刻。

【服法】吃蛋喝汤，每日或隔日服。

【功用】补虚劳，益气血，健脾胃，养肝肾。

【主治】头晕眼花，精神恍惚，失眠心悸，神经衰弱以及体虚贫血，慢性肝炎，肺结核等慢性消耗性疾病。

10 参杞红枣煮鸡蛋(《疾病的食疗与验方》)

【组成】党参 15 克、枸杞子 10~15 克、红枣 10 枚、鸡蛋 2 枚。

【制法】同放沙锅内煮汤，蛋熟后去壳再煮。

【服法】吃蛋饮汤，每天或隔天 1 次。连服 6~7 剂。

【功用】养心健脾，益气摄血。

【主治】血小板减少性紫癜属气虚不摄型。

11 胡桃枣杞鸡蛋羹(《祝您健康》1991 年 2 期)

【组成】胡桃肉(微炒去皮)300 克、红枣(去核)250 克、枸杞子 150 克、鲜猪脂 200

克、鸡蛋2只、乳糖(或白糖)适量。

【制法】取胡桃肉、红枣、枸杞子(切碎),鲜猪脂(切碎)放瓷盆中,加水少许,隔水炖半小时后备用。每日舀2~3汤匙,打入鸡蛋2只,加乳糖(或白糖)适量,同蒸为羹。

【服法】晨起为点心。

【功用】益肾补肝,养血明目。

【主治】近视,视力减退或伴头昏健忘,腰膝酸软等症者。

12 枸杞叶炒鸡蛋(《古方饮食疗法》)

【组成】新鲜枸杞叶150~200克洗净鸡蛋2只花生油适量。

【制法】鸡蛋搅拌打匀,用花生油炒鸡蛋及鲜枸杞叶,熟后加食盐调味服食。

【服法】佐餐。

【功用】补虚益精。

【主治】妇女体虚白带过多,安胎宽中,养肝明目,崩漏下血。

13 枸杞肉丝(《大众药膳》)

【组成】枸杞100克、猪瘦肉500克、青笋100克、猪油100克调味品适量。

【制法】猪肉、青笋切丝下锅同炒,烹入料酒,下调味品,放入枸杞翻炒数下,淋入香油,炒熟即成。

【服法】佐餐为菜。

【功用】滋阴补肾。

【主治】体弱乏力,肾虚目眩,视物模糊等症。

【按语】本方改青笋为青椒,肉切为片,即名枸杞肉片(《古今长寿妙方》),功用同上。

14 枸杞酱肘(《疾病的食疗与验方》)

【组成】枸杞10克、猪肘子1个、当归10克、桂皮10克、黄精5克、盐、料酒、大料、糖等适量。

【制法】煮肘至熟。

【服法】佐餐。

【功用】养血润肤。

【主治】干燥综合征,皮肤干燥。

15 枸杞猪肉汤(《食疗药膳》)

【组成】枸杞子15克、猪瘦肉10克。

【制法】煮汤。

【服法】吃肉喝汤。

【功用】滋补肝肾，养肝明目，抗衰老。

【主治】肝肾阴虚的头晕，腰膝酸痛，两眼昏花。

16 枸杞子猪肝汤(《小儿常见食疗方》)

【组成】猪肝 100 克、枸杞子(干品)50 克。

【制法】猪肝切片与枸杞子同入锅，加水适量，大火烧沸后改小火煨 30 分钟即可。

【服法】吃肝喝汤，分 2 次服完，连用一周。

【功用】补肝肾，养血明目。

【主治】小儿晚间视物不清，身体虚弱。

17 枸杞叶猪肝汤(《中医食疗营养学》)

【组成】鲜枸杞叶 100 克、猪肝 100~200 克、葱、姜少许、料酒、精盐、香油各少许。

【制法】将猪肝切成薄片，鲜枸杞叶洗净。锅内放水加猪肝烧开，撇去血沫，加枸杞叶、葱、姜、料酒、精盐再烧开，滴少许香油即可。

【服法】佐餐。

【主治】风热目赤，双眼涩痛流泪，夜盲。

18 枸杞芽炒猪心(《康疗食谱》)

【组成】枸杞芽 200 克、猪心 100 克、黄酒、白糖、湿淀粉各 1 克、精盐、酱油各 15 克、猪油 50 克。

【制法】猪心剖开，切片，洗净，枸杞芽洗净。锅上旺火，用油滑锅，加猪油至八成熟，投入猪心，烹入黄酒煸炒，待猪心转色时，倒入枸杞芽，放入盐、白糖、酱油，炒到枸杞发软时，用湿淀粉勾芡。

【服法】佐餐为菜。

【功用】除烦益智，养血安心。

【主治】精神分裂症，神经衰弱，癫痫。

19 枸杞菠菜鸡肝汤(《家庭食疗方 1 100 种》)

【组成】枸杞叶 30 克、菠菜 45 克、熟鸡肝50 克、食盐、味精少许。

【制法】将枸杞叶、菠菜洗净下锅，加水煮开，放入鸡肝、食盐，稍炖，调入味精即成。

【服法】佐餐，每日 1 剂。连用数日。

【功用】清热，养肝明目。

【主治】眼目昏花，干涩，夜盲。

【按语】本汤中煮入鸡蛋 1 个，常食，对眼目昏花、夜盲症兼体质虚弱者甚宜。

20 枸杞瘦肉甲鱼汤(《食疗药膳》)

【组成】枸杞子40克、猪瘦肉(切细)150克、甲鱼500克。

【制法】甲鱼去内脏后切块,与枸杞子、猪瘦肉放入锅内,加水适量炖熟,撒盐调味即成。

【服法】佐餐。

【功用】滋阴养血,补益肝肾。

【主治】癌肿手术后血虚气弱者。

21 枸杞黑豆大枣炖猪骨(《疾病的食疗与验方》)

【组成】生猪骨或羊骨250克、枸杞子15克、黑豆30克、大枣20枚。

【制法】同放沙锅内加水烧烂熟,调味服食。

【服法】隔天1次,可以长期服。

【功用】滋阴养血止血。

【主治】再生障碍性贫血肝肾阴虚型。

22 山药枸杞猪脑汤(《家庭食疗方1100种》)

【组成】山药45克、枸杞子15克、猪脑1具。

【制法】山药洗净切片。将枸杞子入锅中加水煎服,入山药和猪脑煮热即成。

【服法】每日1剂。连用5~7日。

【功用】补血,养肝,益肾。

【主治】血虚眩晕。

【按语】忌食浓茶、咖啡、酒。

23 杜杞脊髓羹(《中华药膳宝典》)

【组成】杜仲15克、枸杞30克、猪脊髓100克、冰糖适量。

【制法】选用鲜含猪脊髓的猪脊骨洗净,锤破,截成数段,使内含脊髓不得少于100克,放入沙锅内。将杜仲切条,和枸杞同入沙罐内,加适量水,煎取药液约500毫升。将药液放入盛猪脊骨的沙锅中,先武火煮沸,再文火煨炖至骨肉分离;将骨捞出,加入冰糖,熬煮至糖化成羹。

【服法】每日晚空腹服饮1小碗,连服10日为1疗程。

【功用】补肾滋阴,壮腰益精。

【主治】肾阴虚,肾精亏损的腰痛肢软,足痿无力等症。

24 杞菊肉丝(《中国中医药报》1989 年 9 月)

【组成】猪瘦肉 300 克、鲜白菊花瓣 30 克、宁夏、枸杞 10 克、川盐、姜丝、葱丝、白糖、料酒、麻油、鸡汤、湿豆粉、化猪油、味精适量。

【制法】将猪瘦肉洗净，切成约 6 厘米长的丝，菊花瓣用清水洗净，枸杞用温水洗净。肉丝用川盐(少许)、料酒码味，加入湿豆粉拌匀。川盐、白糖、味精、鸡汤、湿豆粉对成味汁。炒锅烧热，用油滑锅，下化猪油烧至七成热，投入肉丝炒散，再下枸杞、菊花瓣翻炒几下，再下姜、葱丝，倒入味汁炒匀，起锅盛盘，淋上麻油。

【服法】食用。

【功用】滋阴补肾，养血润燥。

【主治】血虚眼花，视物模糊，口鼻干燥，皮肤干裂等。

25 苡米枸杞瓤猪肚(《食物与治病》)

【别名】苡米枸杞猪肚方(《巧吃治百病》)

【组成】猪肚 1 个、薏苡仁 12 克、枸杞子 12 克。

【制法】将洗干净的猪肚内塞入薏苡仁、枸杞子，再将肚口系紧，放锅内煮烂即可。

【服法】食用。

【功用】健脾益肾。

【主治】青光眼。

26 清汤枸杞肉(《疾病的食疗与验方》)

【组成】鲜猪肉 500 克(洗净切块入锅)、水发淡菜 10 克、枸杞子 15 克、生姜 10 克、桂皮 9 克、水 2 000 毫升。

【制法】烧开去浮沫，煮 90 分钟，热后去浮油，略加盐即可。

【服法】佐餐服食。

【功用】滋阴润燥，补肝肾，益精血，通血脉。

【主治】肝肾不足、痛苦。

27 怀山杞子炖猪脑(《家庭食疗手册》)

【组成】猪脑 1 具、怀山药 30 克、枸杞子 10 克。

【制法】加适量水，沙锅炖熟。

【服法】每日适量分 2 次服食。

【功用】健脾胃，补心肺，滋肝肾，明目安神。

【主治】血虚眩晕，头痛，神衰，腰酸膝软等。

28 怀杞萸肉煲猪腰(《疾病的食疗与验方》)

【组成】怀山药、枸杞子各15克、山萸肉12克、猪腰1个(去臊腺)。

【制法】入沙锅加适量清水煲汤,熟后调味。

【服法】饮汤吃肉。

【功用】补肾健脾。

【主治】腰膝酸痛,遗精,早泄,自汗,目眩,耳鸣等症。

29 枸杞叶煲猪腰(《中华食物疗法大全》引《太平圣惠方》)

【组成】枸杞叶100~150克、猪腰1对、调味品适量。

【制法】猪腰洗净后切去脂膜,切成小块,放入枸杞叶,加水煲汤,熟可服食。

【服法】调味服食。

【功用】补肾益精,清热止渴。

【主治】肾虚遗精,腰膝酸痛,肾虚耳聋。

【按语】据《食物中药与便方》认为:枸杞叶"清血解热,利尿健胃,治消渴和肺结核潮热",故凡有消渴、痨热者也可选服。

30 枸杞叶炒猪心(《中华食物疗法大全》引《圣济总录》)

【组成】枸杞叶150~200克、猪心1个、花生油、食盐适量。

【制法】枸杞叶洗净。猪心洗净后切成小块,明火用花生油将枸杞叶和猪心同炒熟,加食盐少许调味。

【服法】佐餐。

【功用】益智除烦,养血宁心。

【主治】癫痫,癔病,神经衰弱,精神分裂症等。

31 枸杞炖牛鞭(《四季补品精选》、《饮食疗法》)

【组成】枸杞子20~40克、牛鞭(即牛外生殖器)一具。

【制法】隔水炖熟,亦可加入生姜2片去腥。

【服法】食肉饮汁。

【功用】调理补益,填精益肾。

【主治】体弱肾虚,腰膝酸软,遗精阳痿,夜多小便等症,或作老年人调养补养之用。

32 枸杞烧牛肉(《实用防癌保健及食疗方》、《中医保健食谱》)

【组成】枸杞子30克、牛肉500克、奶油100克、胡萝卜2根、马铃薯3个、洋葱

5个、嫩豌豆1把、蕃茄汁1杯、各种调料随各人喜好。

【制法】牛肉切成小块，撒上盐与胡椒粉，再撒上面粉拌匀，放入奶油已熬热的锅里炒成茶色，然后将2个切好成片的洋葱加入共炒，随即倒入番茄汁，并放热水4碗，把枸杞放入，上盖煮沸后改小火煮2小时，加入胡萝卜、马铃薯、豌豆，最后加入剩余的3个洋葱片。

【服法】佐餐为菜。

【功用】补肝肾，益精血。

【主治】血虚。

33 枸杞栗子烧羊肉(《疾病的食疗与验方》)

【组成】枸杞子15克、栗子18克、羊肉60克、调料适量。

【制法】将羊肉洗净切块，同上药一起炖熟。

【服法】每天1剂。连服数天。

【功用】养血温阳，补肝肾。

【主治】更年期综合征肾阳虚型。

34 羊脑杞子方(《巧吃治百病》)

【组成】羊脑1副、枸杞子30克、酱油、味精各适量。

【制法】加清水与调料，以文火炖煮。

【服法】1次服食。

【功用】补肾益精，养血祛风。

【主治】癫痫及血虚头痛，眩晕。

35 杞子炖羊脑(《家庭食疗手册》)

【组成】杞子30克、羊脑1具。

【制法】加水适量，隔水炖熟，调味即可。

【服法】食用。

【功用】补肝肾，益脑，安神。

【主治】血虚头痛，眩晕，癫痫。

36 杞鞭壮阳汤(《中国药膳学》引《惠安堂滋补餐厅方》)

【组成】(10份)黄牛鞭1 000克、枸杞15克、肉苁蓉50克、肥母鸡500克、花椒6克、猪油30克、绍酒20克、食盐10克、生姜20克。

【制法】先将牛鞭用热水发胀，约5~6小时，中途换几次热水，以保持热度。然后顺尿道对剖成两块，刮洗干净，以冷水漂30分钟。母鸡肉(连骨)洗净待用。枸杞拣除杂质。肉苁蓉先洗刷洁净，用适量的酒润透，蒸2小时取出漂洗干净，切片后用纱布包好。生姜洗净拍松待用。用沙锅注入清水约8 000毫升，放入牛鞭烧开，撇去浮沫，放入姜、花椒、绍酒、母鸡肉，用旺火再烧开移小火上炖，每隔1小时翻动一次，以免粘锅。烧至六成熟时，用干净纱布滤去汤中的姜和花椒，再至旺火上烧开，加入用纱布袋装好的枸杞、苁蓉，移小火上炖，到牛鞭八成熟时取出牛鞭，切成3厘米的指条形，仍放入锅内，直至熟烂为止。鸡肉取出作别用，药包取出不用，再加食盐、猪油调味即成。

【服法】食用。

【功用】补肝肾，益精血。

【主治】肝肾虚损，精血不足而见腰膝酸软、头昏、耳鸣、阳痿、遗精等症。

37 参杞羊头①(《中华食物疗法大全》引惠安堂方)

【组成】羊头4 000克、荸荠60克、薯蓣(即山药)24克、枸杞10克、党参18克、陈皮10克、火腿肉30克、鸡蛋壳3只、麦草60克、艾草30克、鲜汤500克、盐5克、味精3克。

【制法】将党参、薯蓣分别洗净后，用温开水闷软再切成片。枸杞拣净杂质待用。羊头皮面用火燎去绒毛后，放入温水内刮净毛桩杂质，砍成两半，取出羊脑，洗净血水，放入锅内加麦草、鸡蛋壳、艾草及水，煮沸至熟时，取出洗净。再将洗净后的羊头放入锅内，加清水、陈皮、火腿肉、荸荠用武火烧沸，撇去浮沫油，转用小火炖至炬烂，将羊头取出拆去骨后切成条方块。继将荸荠、火腿肉切成片放入搪瓷盆内，羊头肉块放在荸荠上，党参、薯蓣、枸杞洗净后放在上面，加原汤、上汤加盖上笼蒸约1小时取出，再加盐、味精调匀即成。

【服法】佐餐。

【功用】补脾益肾。

【主治】虚劳羸瘦，眩晕耳鸣，脾虚腹泻等病症。

38 参杞羊头②(《儿童药膳》)

【组成】党参10克、枸杞10克、陈皮10克、山药15克、荸荠40克、羊头1个、食盐、花椒、味精、胡椒适量、葱20克。

【制法】将党参、枸杞、陈皮、山药、荸荠、花椒、胡椒与羊头同炖。待羊头炖烂加入葱节、盐等，再煮5分钟去山药、陈皮、葱节、党参、枸杞等。

【服法】吃肉喝汤。

【功用】补脾益肾。

【主治】小儿先天不足，发育不良等症。

39 菊杞羊肝汤(《巧吃治百病》)

【组成】杭菊15克、枸杞子15克、羊肝60克、熟地20克、夜明砂12克、麦冬15克。

【制法】先将五味中药取汁，用汁煮羊肝至熟。

【服法】任意服食饮汤。

【功用】清肝热，疏风明目。

【主治】老年人眼疾，视物昏花，迎风流泪。

40 怀杞炖羊肉(《四季补品精选》)

【组成】羊肉600克、生姜12克、米酒1杯、怀山药20片、枸杞子20克、龙眼肉20克、鸡汤7杯、红枣20克。

【制法】羊肉用热水煮5分钟，再切成3厘米大小。植物油少量入锅加热，加生姜用强火炒，再加酒少量及水煮沸2分钟，倒入土炖锅中。将切好之羊肉以及鸡汤、龙眼肉、怀山药、枸杞子、红枣置入土炖锅中，用小火加热30分钟。

【服法】佐餐服食。

【功用】温肾，健脾，明目。

【主治】眼力弱，体质虚弱。

41 红杞乌参鸽蛋①(《中华食物疗法大全》引成都同仁堂方)

【组成】水发乌参2只、枸杞15克、鸽蛋12只、盐5克、黄酒30克、味精1克、胡椒粉3克、酱油15克、猪油100克、花生油500克、鸡汤、葱、姜、生粉、肉汤各适量。

【制法】将海参内壁膜撕干净，放入肉汤内氽一下，捞出，倒去汤，再放新汤，并将海参入锅氽一下取出，用刀在腔壁剖棱形花刀(不要剖透，保持外形)。鸽蛋放入清水钢，用文火煮熟，捞出，放入冷水内浸一下，剥去壳。葱洗净，切成段。将锅烧热，放花生油，烧至油六成热时，将鸽蛋滚满干生粉，放入油锅内，炸至表面呈黄色，捞出。烧热锅，放猪油(50克)，烧至油六成热时，下葱、姜煸香，加鸡汤稍煮，捞出葱、姜不用，再加酱油、黄酒、胡椒粉、海参，烧沸后，撇去浮沫，转用文火烤约40分钟，加鸽蛋、枸杞，再煨10分钟，海参取出摆入盘内(背朝上)，鸽蛋围在周围。锅内留下的汤汁用武火烧沸后，加味精，并用水生粉勾芡，淋上滚热的猪油(50克)，然后将芡汁浇在海参和鸽蛋上即成。

【服法】佐餐服食。

【功用】滋阴润肺，补肝明目。

【主治】精血亏损，虚劳劳怯，阳痿，遗精等症。

【按语】因本品补益力较强，凡体质阳盛而有热证之人不宜服。

42 红杞乌参鸽蛋②(《中国药膳学》)

【组成】枸杞子 15 克、乌参 2 只、鸽蛋 12 个、食盐 5 克、绍酒 30 克、胡椒面 3 克、味精 1 克、酱油 15 克、猪油 100 克、花生油 500 克(实耗 75 克)、鸡汤、普通粉、生姜、葱、淀粉各适量。

【制法】枸杞洗净。乌参用凉水泡发，将内壁抠干净，用普通汤焯两遍，洗净，用刀尖在腹壁切成菱形花刀，勿切透；姜葱拍破。鸽蛋煮熟，剥壳后放碗内，花生油锅烧沸，将鸽蛋滚满干淀粉，放入油锅中炸成金黄色。猪油(50 克)锅烧至八成热时下葱、姜煸炒，随后倒入鸡汤，煮 2~3 分钟捞出，葱、姜不用，加入酱油、绍酒、胡椒面和乌参，烧沸后撇去浮沫，移文火上煨 40 分钟，加入鸽蛋、枸杞子，再煨 10 分钟，取出乌参摆入盘内(背朝上)，鸽蛋放在周围，汁内加入味精，用湿淀粉着芡，再淋 50 克热猪油，最后把汁浇在乌参和鸽蛋上即成。

【服法】佐餐食用。

【功用】滋阴补肾，益精明目，营养健身。

【主治】肾虚阳痿遗精，腰痛腿软，尿频耳鸣，肝肾精亏之头昏眼花、视力下降、记忆减退，以及身体素弱或病后体虚等症。

43 杜仲杞鹑汤(《食疗本草学》)

【组成】鹌鹑 1 只、枸杞子 30 克、杜仲 15 克。

【制法】煎水。

【服法】饮汤，食鹌鹑肉。

【功用】补肝肾，强腰膝。

【主治】肝、肾虚弱，腰膝酸软或疼痛。

44 鹌鹑杞仲汤(《家庭食疗方 1 100 种》)

【组成】鹌鹑 1 只、枸杞子 30 克、杜仲 15 克、精盐、味精少许。

【制法】将鹌鹑洗净，取肉切块，杜仲(布包)、枸杞子同入锅中，加水煮汤，入食盐，味精调味，弃药包。

【服法】吃肉喝汤，枸杞子可嚼食。每日 1 剂，连用 3~5 天为 1 疗程。

【功用】补肝益肾，强腰壮骨。

【主治】肝肾不足，腰膝酸痛等症食之甚宜。

45 北芪杞子炖乳鸽①(《中华食物疗法大全》作者验方)

【组成】北芪 30 克、枸杞 30 克、乳鸽 1 只、盐、味精适量。

【制法】将乳鸽去毛和内脏，洗净，放入搪瓷碗内，加清水适量，再加北芪和枸杞。放入锅内，隔水炖热。再加盐、味精少许调匀即成。

【服法】佐餐。3 天炖服 1 次，一般 3~5 次显效。

【功用】补中益气。

【主治】中气虚弱，体倦乏力，表虚自汗以及痈疮溃后久不愈合，慢性疖病等症。

46 黄芪枸杞炖乳鸽②(《四季补品精选》)

【组成】黄芪、枸杞子各 30 克、乳鸽 1 只(去毛和内脏)。

【制法】放炖锅内加水适量，隔水炖熟。

【服法】饮汤吃鸽肉。

【功用】补气清热。

【主治】民间常用来治疗病后欠补，中气虚弱，体倦乏力，表虚自汗等，外科临床上也常用于治疗疖疮溃后久不愈合，以及慢性疖病。

47 麻雀枸杞核桃汤(《家庭食疗方 1 100 种》)

【组成】麻雀 3 只、枸杞子 20 克、核桃仁 20 克、葱姜、料酒、食盐、味精、麻油各适量。

【制法】麻雀去肠杂、毛，洗净切块，同枸杞子、核桃仁、葱、姜、食盐、料酒共入锅中，加水适量煮熟，入麻油、味精调味。

【服法】每日分 2 次食完，连用 3~5 天为一疗程。

【功用】补益肝肾，温肺壮阳。

【主治】肾阳虚所致的阳痿，早泄，畏寒，腰膝酸软，小便频数等症。

48 怀杞兔肉(《中国食品》)

【组成】兔肉 250 克、怀山药 10 克、枸杞子 10 克、龙眼肉 3 克、生姜、黄酒、精盐各适量。

【制法】兔肉洗净切块，加黄酒、生姜、精盐腌 20 分钟，再与山药、枸杞、龙眼肉隔水蒸 2 小时即可。

【服法】佐餐服食。

【功用】健脾，补肺，益肾。

49 兔肝枸杞子女贞汤(《小儿常见食疗方》)

【组成】兔肝1个、枸杞子、女贞子各10克。

【制法】兔肝洗净切片,与枸杞子、女贞子同入沙锅,加水适量,以旺火烧沸后改小火煨30分钟即可。

【服法】吃肝饮汤,每日1次,分3次吃完。连服6天。

【功用】补养肝肾,明目。

【主治】小儿夜盲症,伴身体虚弱。

50 狗肉枸杞山药汤(《家庭食疗方1100种》)

【组成】狗肉1 000克、枸杞子60克、山药60克、鸡清汤1 000克、料酒2匙、姜片、葱段、精盐、味精、胡椒面适量。

【制法】将狗肉洗净,切小块,同姜片、葱段共入热油中煸炒3分钟,烹入料酒,加入清汤、枸杞子、山药、精盐。小火慢炖2小时,至肉烂离火,拣出姜、葱,加入胡椒面、味精即成。

【服法】每日2次,每次1小碗,2~3天内食完。

【功用】补肾益精,健脾止泻。

【主治】肾精亏损,腰腿酸软,头晕目眩及脾虚泄泻、糖尿病等。

【按语】①本方去山药,加大枣20枚同炖食,尚对贫血及神经衰弱者有效。②糖尿病者忌食辛辣、甜腻、酒醴之物。

51 参杞狗肉(《疾病的食疗与验方》)

【组成】狗肉1 000、党参20克、枸杞10克、菟丝子10克、砂仁5克、陈皮5克、牛膝15克。

【制法】先将诸料入沙锅如煎药样,煎30分钟后,倒出汤汁。将狗肉切成小方块,加酱油、糖、黄酒、葱、姜、味精等调料,腌入味,放入锅中,加汤汁及适量水,煮沸后,文火煨1~2小时,至狗肉烂熟。

【服法】适量食之。

【功用】益气健脾养血。

【主治】贫血属脾胃阳虚者。

52 牛鞭枸杞汤(《大众医学》1991年7期)

【组成】牛鞭50克、牛肉150克、枸杞子25克、菟丝子15克、料酒、盐、葱、姜各适量。

【制法】将牛鞭浸泡，洗净，顺尿道剖成两半。鲜牛鞭去油筋，然后切成 3 厘米长的节。牛肉切块，菟丝子、枸杞子洗干净备用。将牛鞭、牛肉、菟丝子、枸杞子、姜、葱、料酒放入锅内，加入清汤，置武火上烧开，打去浮沫，放入食盐，炖烂即成。

【服法】食用时加入味精，吃牛鞭、牛肉，喝汤。

【功用】补肾壮阳，益精髓。

【主治】虚损劳伤，肾精衰损所致的阳痿不举，举而不坚，滑精，精冷，腰膝冷痛酸软。

53 枸杞炖兔肉(《常见病的饮食疗法》)

【组成】枸杞子15 克、兔肉 250 克。

【制法】加水适量，文火炖烂，食盐调味。

【服法】饮汤食用，每日 1 次。

【功用】滋肝肾，补脾胃，阴阳双补。

【主治】糖尿病肝肾不足者。

【按语】肺胃燥热者不宜。

54 枸杞豆骨汤(《食疗药膳》)

【组成】生猪骨或羊骨 250 克、枸杞子 15 克、黑豆 30 克、大枣 20 枚。

【制法】煮汤。

【服法】隔天服用，可长期服。

【功用】补血生血，补气和中，滋阴养血。

【主治】肝肾阴虚型再生障碍性贫血。

55 红杞活鱼(《中华食物疗法大全》引成都同仁堂方)

【组成】活鲫鱼 3 尾(750 克左右)、红杞 15 克、芫荽(即香菜)15 克、葱 10 克、醋、黄酒、胡椒粉、姜末、盐、味精、麻油、猪油、奶汤、清汤各适量。

【制法】①将鱼去鳞、腮、内脏，洗净。用沸水略烫一下，在鱼身上划上十字花刀。芫荽切成段，葱切成细丝和葱粒。②炒锅内放猪油，用武火烧热，依次放胡椒粉、葱末、姜末，随后放清汤、奶汤、姜汁、黄酒、味精、盐，待汤烧沸后留用。③另用锅，放适量清水，烧沸后将鱼放入开水锅内烫约 4 分钟(使刀划口处翻起，并去腥味)，取出放入汤锅内，红杞用温水洗净下锅与鱼同煮，先用武火烧沸后，转用文火烧 20 分钟，加葱段、芫荽段、醋，最后淋上麻油即成。

【服法】佐餐。

【功用】温中益气，健脾利湿。

【主治】脾胃虚弱，饥而不食，精神倦怠等症。

56 枸杞清汤(《四季补品精选》)

【组成】枸杞 120 克、柴鱼 10 克、盐、味素少许、鸡骨高汤 6 杯。

【制法】枸杞叶二把，取嫩芽及叶片、枝条，洗净待用。鸡骨头一副，洗净加入 8 杯水，和洗净之枸杞条切成小段，和柴鱼片一起放入锅中，煮至余 6 杯水，用纱布过滤作为高汤。高汤放入锅中煮沸后，加入洗净之枸杞嫩叶，以大火煮沸。加入少许盐、味素调味即可。

【服法】佐餐。

【功用】清心去火，清肝明目，降血压。

【主治】高血压。

57 枸杞龟汤(《四季补品精选》)

【组成】乌龟 1 只、枸杞子 50 粒、高丽参 9 克、油盐酌量、酒少许。

【制法】将龟剖开洗净，肉切成小块。连同药材一起放入煲内，加适量清水，以文火熬煮，至龟肉软熟，加盐和酒调味便可享用。

【服法】佐餐。

【功用】强精补肾。

58 枸杞子煨龟肉(《大众医学》1989 年 12 期)

【组成】枸杞子 50 克、龟肉 1 000 克。

【制法】文火煨熟

【服法】吃肉喝汤。

【功用】滋阴敛汗。

【主治】阴虚盗汗并兼见颧红潮热者。

59 甲鱼杞山贞子汤(《家庭食疗方 1 100 种》)

【组成】甲鱼 1 只(约重 500 克)、枸杞子 30 克、山药 45 克、女贞子 15 克。

【制法】将冬甲鱼宰杀，洗净取肉切块，女贞子用纱布包好，山药洗净切片，同枸杞子共入锅中，加水适量，共炖熟烂，弃药包。

【服法】饮汤食甲鱼肉，每日分 2 次食完，连用 3~5 天。

【功用】补肝益肾。

【主治】肝肾虚损，腰膝酸软，头晕眼花，遗精。

【按语】本方去山药、女贞子，加入莲子 30 克，猪小肠 2 段，鸡蛋 2 个，共煮汤服食，对肾虚带下有效。

60 杞地鳖肉汤(《食疗本草学》)

【组成】鳖1只、枸杞子30克、山药30克、女贞子15克、熟地黄15克。

【制法】加水适量，小火炖至鳖熟透为止。去药或仅去女贞子。

【服法】一并饮食之。

【功用】滋补肝肾，健脾养阴。

【主治】肝肾虚损，腰脚酸软，头晕眼花，遗精等。

61 鳖炖怀山杞子汤(《疾病的食疗与验方》)

【组成】鳖1只、怀山药30克、枸杞子30克。

【制法】鳖开水烫后，去内脏及头，切块，与山药、枸杞放沙锅内炖汤。

【服法】饮汤食用。

【功用】滋补肝肾。

【主治】肺脾不足之咳嗽，纳差；阴血不足之慢性肝炎、肝硬化。

62 银杞干贝羹(《大众医学》1991年4期)

【组成】银耳10克(水发好)、杞子10克、干贝15克(先发透)。

【制法】加鲜汤调料烩煮成羹。

【服法】温服。

【功用】养阴，通络。

【主治】高血压。

63 生煸枸杞①(《中华食物疗法大全》作者验方)

【组成】枸杞叶250克、冬笋50克、水发冬菇50克、白糖6克、盐3克、味精0.5克、猪油75克。

【制法】①将枸杞叶择洗干净，冬笋切成细丝，冬菇切丝备用。②烧热锅，放猪油，烧至油七成热时，把笋丝、冬菇丝放入锅内，略炒后，将枸杞叶倒入，翻炒几下，加盐、味精、糖再翻炒几下，起锅装盘即成。

64 生煸枸杞①(《中国药膳学》)

【组成】枸杞叶250克、冬笋50克、水发冬菇50克、白糖6克、食盐、味精、猪油各适量。

【制法】将枸杞叶择洗干净，冬笋、冬菇切成细丝待用。炒锅置火上烧热，放入猪油，待七成熟时，把笋丝、冬菇丝放入锅内，略炒后随即将枸杞叶倒入，翻炒数下，加入调料略炒数下，即可起锅。

【服法】佐餐食用。

【功用】养血安神，清热化痰。

【主治】血虚心悸、怔忡，心热烦躁，不眠。肺热咳嗽，痰稠及火毒目肿，疮肿等症。

65 杞豆汤(《中华药膳宝典》)

【组成】黑大豆 12 克、枸杞 12 克。

【制法】将黑大豆洗净，放入沙锅内，加水适量，煨炖，豆熟后放入枸杞子。继续炖至豆烂熟。

【服法】豆、杞子、汤皆可服食。每日晚空腹服 1 次。连服半月以上。

【功用】滋补肾精。

【主治】肾精不足的眩晕等。

66 春笋炒枸杞(《祝您健康》1991 年 2 期)

【组成】枸杞头 500 克、熟笋 50 克、精盐 5 克、姜末 1 克、白糖 20 克、绍酒 20 克、味精 0.5 克、花生油 50 克。

【制法】选枸杞头嫩者用清水洗净，沥干水分，熟笋洗净切细丝。沙锅烧热加花生油，烧到八成熟，放精盐，再投入枸杞头、笋丝一起煸炒，加绍酒、糖、味精至卤汁起滚，迅速起锅装盘。

【服法】当菜吃。

【功用】滋肾润肺、补肝明目、化痰消食。

【主治】肥胖、动脉硬化症、冠心病、糖尿病、高血压、慢性肺炎等。

67 料豆枣杞汤(《食疗本草学》引《不药良方》)

【组成】野黑豆 12 克、小红枣 12 枚、枸杞子 10 克。

【制法】加水煎汤。

【服法】早晨空腹连汤共饮。

【功用】补肝肾，养血明目。

【主治】肝肾虚亏，精血不足，目昏眼花，筋骨酸痛。

68 银耳枸杞汤(《长寿药膳》)

【组成】鸡肝 100 克、茉莉花 24 朵、料酒 10 克、姜汁 5 克、食盐 3 克、味精 2 克、银耳、枸杞各 15 克、水豆粉、清汤适量。

【制法】鸡肝洗净，切成薄片，放入碗内，加水豆粉、料酒、姜汁、食盐拌匀待用。银耳洗净，撕成小片，用温水浸泡待用，茉莉花择去花蒂，洗净，放入盘内。小铝锅置火上，放入清汤，加入料酒、姜汁、盐和味精，随即下银耳、枸杞、鸡肝烧沸，打去浮沫，待鸡肝刚熟即起锅装入碗内，撒上茉莉花即成。

【服法】随意温服。

【功用】补肝益肾，明目美容。

【主治】肝肾阴虚的两目昏花，视物模糊，面色憔悴或起黑晕等。

69 银杞明目汤①(《中华食物疗法大全》作者验方)

【组成】水发银耳 15 克、鸡肝 100 克、枸杞 5 克、茉莉花 24 朵、黄酒、姜汁、盐、味精、水生粉、清汤各适量。

【制法】①鸡肝洗净，切成薄片，放入碗内，加水生粉、黄酒、姜汁、盐拌匀。②银耳洗净，撕成小朵，用清水浸泡待用。茉莉花择去花蒂，洗净，放入盘内。枸杞洗净待用。③烧热锅，放清汤、黄酒、姜汁、盐、味精、银耳、鸡肝、枸杞，烧沸后，撇去浮沫，待鸡肝煮熟后，盛入碗内，再将茉莉花撒入鸡肝碗内即成。

【服法】佐餐服食。

【功用】补肝益肾，明目美颜。

【主治】肝肾阴虚的视物模糊，两眼昏花，面色憔悴等症。

70 银杞明目汤②(《儿童药膳》)

【组成】银耳 50 克、枸杞 15 克、冰糖适量。

【制法】银耳拣去老根，与枸杞同熬至浓汁，加入冰糖溶化即成。

【服法】早晚食之。

【功用】养肝明目。

【主治】孕期或孕前以及产后目干痒，或头昏目眩等症。

71 榛仁枸杞汤(《巧吃治百病》)

【组成】榛子仁 50 克、枸杞子 50 克。

【制法】水煎去渣。

【服法】饮服，每日 1 剂。

【功用】补肾益精，养肝明目。

【主治】头目眩晕，视力减退等症。

72 枸杞炖银耳(《疾病的食疗与验方》)

【组成】枸杞 5 克、银耳 10 克、杭菊 3 克、冰糖 100 克、鸡蛋清少许。

【制法】银耳泡发洗净,沙锅清水烧沸,打入蛋清,放入冰糖、银耳、枸杞,稍炖后撒入杭菊即可。

【服法】早晚食之。

【功用】滋补肝肾,益阴明目,滋阴润燥。

73 枸杞叶羹(《太平圣惠方》)

【组成】枸杞叶 90~150 克、青蒿叶 30 克、葱白一握、豉 27 克。

【制法】先放水 3 大杯,煮豉取汁至 1 杯半,去渣,下枸杞叶,煮羹。调和食之。

【服法】每日 2 次。

【主治】治骨蒸劳热,肩背烦疼,头痛,不能下食。

(六)饮料类

1 五味枸杞饮(《中华食物疗法大全》引《摄生众妙方》)

【组成】五味子(醋炙)100 克、枸杞子(剪碎)100 克。

【制法)五味子与枸杞子放入洁净耐热之容器中,冲入沸水约 1 500 毫升,盖严,浸泡 3 日。

【服法】代茶饮,用量不限,也可稍加白糖或冰糖。

【功用】消暑清热。健脾醒胃。

【主治】夏季食欲不振,形体消瘦,多病的"苦夏"或"疰夏"症。

2 枸杞五味茶(《小儿常见食疗方》与《健儿药膳》)

【组成】枸杞子 40 克、五味子 40 克、食醋 500 克、白糖少许。

【制法】五味子先用食醋泡透,再用小火炒熟,把枸杞子剪成两瓣,与炒过的五味子一同放入保温杯内,用开水冲泡,加盖焖泡 2~3 天。

【服法】取汁适量,对入等量白开水稀释,再加白糖少许,代茶饮服。

【功用】滋阴润肺、益气生津、补肾养肝、健脾和胃。

【主治】小儿夏季低热,食欲不振,身体虚弱,体重减轻。

3 枸杞茶①(《防治心血管病的饮食》)

【组成】枸杞子、五味子、白糖各100克。

【制法】将枸杞子、五味子洗净，用开水冲泡，盖严浸泡1日，放糖令溶化即可。

【服法】代茶缓缓饮之。

【功用】清暑、健胃、降压。

【主治】食欲不振等“苦夏”，兼治高血压及暑热伤津，烦渴。

4 枸杞茶②(《遵生八笺》)

【组成】枸杞子、干面、江茶、香油、盐。

【制法】深秋摘熟透枸杞子，用干面拌和成剂，擀作饼样，晒干，研为细末。

【服法】每服用江茶30克，枸杞子末60克拌匀，入炼化酥油90克(或用香油)亦可。添汤搅成膏子，用盐少许，入锅煎熟饮之。

【功用】明目。

5 枸杞菊花饮(《巧吃治百病》)

【组成】枸杞子、白菊花各10克。

【制法】以开水冲泡。

【服法】代茶饮用。

【功用】养肝明目，疏风清热。

【主治】视力衰退，目眩，夜盲症。

6 枸杞桑菊茶(《家庭保健饮料》)

【组成】霜桑叶5克、干菊花5克、枸杞子6克、决明子3克。

【制法】决明子炒香，桑叶晒干后搓碎。将诸药放入杯内，开水冲泡15分钟即可。

【功用】清肝明目。

【主治】高血压病，高脂血症，眩晕病，红眼病，肝火目赤，头昏脑胀，肝火便秘等。

7 桑菊枸杞饮(《实用防癌保健及食疗方》)

【组成】桑叶、菊花、枸杞子各9克、决明子6克。

【制法】水煎。

【服法】代茶饮。

【功用】清肝，泻火，明目。

【主治】鼻咽癌见头痛头晕，视物模糊，口苦咽干，心烦失眠，颧部潮红等。

8 枸麦饮(《常见病的饮食疗法》)

【组成】枸杞子、麦冬各 30 克。
【制法】煎水代茶。
【服法】饮用,1 天服完。
【功用】滋肾益肺,养肝明目。
【主治】中风后头晕目眩,视物不清,血压升高,面红颧红。
【按语】虚寒泄泻者少服。

(七)膏 类

1 枸杞膏(《中医保健食谱》)

【组成】鲜枸杞适量、烧酒 1 小杯。
【制法】枸杞装入布袋压榨取汁,入沙锅熬成膏,再把烧酒慢慢滴入,入瓶贮存。
【服法】每日早晚各服 1 次。
【功用】益颜色,润肌肤,补虚劳。

2 枸杞煎(《千金要方》、《长寿药膳》)

【组成】枸杞 15 千克(春、夏用茎、叶,秋、冬用根、实)。
【制法】以水 1 石,煮取 50 千克,以渣再煮 50 千克,澄清去渣,再煎取二汁,入锅煎如饧收入。
【服法】每早酒服一合。
【功用】补虚劳,退虚热,轻身益气,令一切痈疽不发。

3 杞精膏(《食疗本草学》引《遵生八笺》)

【组成】枸杞子、黄精各等份、蜂蜜适量。
【制法】加水,以小火多次煎熬,去渣浓缩后,加蜂蜜适量混匀,煎沸,待冷备用。
【服法】每次 1~2 汤匙,沸水冲服。
【功用】补肝肾,益精血,活血驻颜。
【主治】早衰,肝肾精血不足,腰酸体倦,耳鸣头晕,健忘,容颜衰减等。

(八)酒类

1 枸杞子酒①(《中华食物疗法大全》引《延年方》)

【组成】枸杞子500克、米酒2 000克。

【制法】枸杞子放入米酒中浸泡15天。

【服法】随意服之,可久服。

【功用】益精明目。

2 枸杞酒②(《饮膳正要》)

【组成】枸杞60克、白酒500克。

【制法】枸杞子浸入白酒7日。

【服法】每次饮1小盅,晚睡前服尤佳。

【功用】填补肝肾。

【主治】阴虚阳亢引起的眩晕健忘、口干、早泄等。

3 枸杞酒③(《名医医方类编》)

【组成】枸杞子2升、好酒3升、生地黄汁3升。

【制法】将枸杞子以好酒置瓷瓶内浸7日,添生地黄汁拌匀,密封,至立春前30日起瓶。

【服法】每空腹暖饮一盏。

【功用】延年益寿,耐老,轻身。

【按语】勿食芜荑、葱、蒜。

4 枸杞子酒④(《寿亲养老新书》)

【组成】枸杞子(5升,干者,捣)、生地黄(切,1 500克)、大麻子(5升,捣碎)。

【制法】先捞麻子令熟,摊去热气,入地黄、枸杞子拌和,装生绢袋中,以酒5斗浸之,密封,春夏7日,秋冬14日。

【服法】取服多少任意,令体中微有酒力,醺醺为妙。

【功用】明目驻颜,轻身不老,坚筋骨,耐虚羸,黄瘦不结食。

【按语】服不过两剂,必得肥充。

5 枸杞菖蒲酒(《备急千金要方》)

【组成】枸杞 50 千克、菖蒲 2 500 克。

【制法】切细,以水四石煮取一石六斗去渣,酿二斛半酒熟。

【服法】稍稍饮之。

【功用】补肝肾,化浊通络。

【主治】缓急风四肢不随,行步不正。口急及四肢不得屈伸。

6 人参枸杞酒(《中国药膳学》)

【组成】人参 200 克、枸杞子 3 500 克、熟地 1 000 克、冰糖 4 000 克、白酒 100 千克。

【制法】人参、枸杞用纱布袋装上扎口备用,冰糖放入锅中。用适量水加热溶化至沸,炼至色黄时,趁热用纱布过滤去滓备用;白酒装入酒坛内,将装有人参、枸杞布袋放入酒中,加盖密闭浸泡 10~15 天,每日搅拌 1 次,泡至药味尽淡,用细布滤除沉淀,加入冰糖搅匀,再静置过滤,澄明即成。

【服法】随意饮之。

【功用】补气血,抗衰老,乌须发,壮腰膝,强视力,通血脉,无病常饮可强身益寿。

【主治】诸虚劳损之食少,乏力,自汗,眩晕,失眠,腰痛。临床用于病后体虚、贫血、营养不良,神经衰弱、糖尿病。

7 杞黄酒(《遵生八笺》)

【组成】枸杞子 540 克、生地黄汁 3 000 毫升、好酒 5 000 毫升。

【制法】10 月上旬采枸杞子 540 克, 将其与捣好的生地黄汁及好酒同搅匀,盛入磁瓶内,密封三重,浸 21 日后备用。

【服法】立春前 3 日,每早空心饮 1 杯。

【功用】乌须发,益精气,健身体。

【按语】饮杞黄酒期间忌食萝卜。

8 补益杞圆酒①(《中国医药大辞典》)

【组成】枸杞子、龙眼肉各等量。

【制法】制酒。

【服法】饮服。

【功用】补虚长智,开胃益脾,滋肾润肺。

【主治】五脏邪气,七情劳伤,心痛烦渴,神志不宁。

9 补益杞圆酒②(《中华食物疗法大全》引《上海市药品标准》)

【组成】枸杞子150克、桂圆肉200克。

【制法】枸杞子和桂圆肉用白酒1 000克浸14天。

【服法】每服20毫升,1日2次。

【功用】补心滋肾,益智安神。

【主治】头昏眼花,失眠多梦。

10 参杞酒(《百病家庭饮食疗法大全》引《民间验方》)

【组成】枸杞子100克、地黄100克、麦门冬60克、杏仁30克、人参20克、白茯苓30克、酒1 500克。

【制法】将枸杞子、地黄、麦门冬3味分别取其汁,杏仁去皮、尖、煮汤,将杏仁、人参、白茯苓三味捣碎,与前三味同贮于净器之中,以酒浸泡,密封,经7日后开取,去渣备用。

【服法】饭前温服,每服100毫升,早晚各1次。

【功用】益精固髓,滋阴明目,润五脏,久服延年。

【主治】肾虚精亏,阳痿不起,耳聋目昏,面色无华。

11 黄精首乌杞子酒(《疾病的食疗与验方》)

【组成】黄精50克、首乌、杞子各30克、好米酒或好白酒1 000克。

【制法】上药浸泡于酒中,封盖,7日后饮用。

【服法】每次1~2小杯,1日3次,空腹饮用。

【功用】滋阴补气。

【主治】糖尿病肝肾虚者或久病肝肾虚者;神经衰弱,高血压。

九 枸杞的栽培

(一)栽培方法

1 基本的自然条件

温度、光照、水分和土壤是枸杞所要求的最基本的自然条件,是枸杞生长不可缺少的生存因子。

(1)温度　以宁夏枸杞为例,对温度的要求不太严格,并且具有一定的耐寒性。温度影响宁夏枸杞生长的规律,一般是这样的:冬季休眠时期耐寒能力很强,在-41.5℃的绝对低温条件下尚能安全越冬。当春季气温稳定在7℃左右时,种子即可萌发,幼苗可抵御短期-2~-3℃的低温。3月下旬当地温达到0℃以上时,新根就开始生长。当4月初气温达到5℃以上时,春芽开始萌动,花芽开始分化;4月中旬气温达到10℃以上时,开始展叶;达到12℃以上时,春梢生长;达到15℃以上时,生长迅速。5月上旬气温达到16℃以上时,开始开花,17~22℃时开花最适宜。果实生长发育的温度在16℃以上,20~25℃时最适宜。秋季当气温下降到11℃时,果实生长发育缓慢,体形小,品质降低。当旬气温降到10.8℃以下时,就进入冬季落叶期,随后进入休眠期。由此可见,低温时枸杞“休眠”,温度升高后开始生发。每年一个周期,循环不息。也符合“春生、夏长、秋实、冬藏”的生长规律。

(2)光照　宁夏枸杞喜光

①光照促进枸杞的生长发育。光照不足时,枸杞植株发育不良,结果少;光照充足时,枸杞植株发育良好,结果多,产量高。因而可以理解,为什么背光的枸杞树要比向阳的枸杞树生长弱、枝条细、木质差、寿命短。同时也可发现,树冠顶部枝条的坐果率要比中部枝条的坐果率高;外围枝坐果率要比内膛枝坐果率高。南面枝坐果率比北面枝坐果率高。

②光照增加果实中可溶性固形物含量。根据测定报告,在同一株树上,树冠顶部由于光照充足,鲜果的可溶性固形物含量可达16.33%,而在树冠中部光照弱的部分,生长的鲜果含可溶性固形物为13.68%。一般认为,鲜果含可溶性固形物量多,则质量较好。由此可见,种植枸杞不宜太密,要让枝条充分得到光照。

(3) 水分　据测定，在成熟的枸杞浆果中水分的含量约占到 83%，水分对枸杞的生长是不可缺少的。

①枸杞耐旱，但不能缺水。以枸杞为例，多属野生种，在年降雨量不足 250 毫米的干旱、半干旱地区仍能生长、开花、结果。这是因为枸杞的根系十分发达，可深入到地下 2~3 米，可以向地下土层吸水。另外，枸杞叶面水分的蒸发不多。所以在干旱地区，枸杞仍可生长。但是，若要提高产量，就必须及时灌水。

②枸杞需要水，但不能积水。枸杞在地表淹水和表土长期积水，土壤过湿的情况下，容易诱发根腐病，导致枸杞树死亡。最适宜的土壤含水量为 20%~25%。另外，地下水位过高，对枸杞的生长也是不利的，因为地下水位过高，土壤的通气条件恶化，就会影响枸杞根系的呼吸和生长。同时，地下水位过高会引起土壤次生盐渍化，使土壤可溶性盐含量增加，也导致枸杞生长衰弱，产量减少。

③枸杞对水质要求不高。在宁夏枸杞老产区中宁县用矿化度为 1 克/升以下的黄河水灌溉枸杞园，生长良好。又如在宁夏干旱地区的同心县王团乡和海原县高崖乡，用 3~6 克/升的苦水灌溉枸杞园也生长良好。作者认为，以上调查情况只能说明枸杞对水质的要求不是太高，但是，如果能不断地改善灌溉水的水质，例如增加水中的营养物质，包括矿物质、微量元素或维生素类等，是否可以促使其提高产量和质量呢?是值得进一步探讨的。

④水分对枸杞生长的具体影响。当春季土壤水分不足时，可影响萌芽和枝叶生长；秋季干旱时，使枝条和根系生长提前停止；在花果期，尤其是果熟期，如果土壤水分充足，果实就膨大快，体积大；如果缺水，果实就小，还会促进花柄和果柄离层形成，加重落花落果，降低产量。若在生长季节，遇上阴雨绵绵，枸杞还容易得霜霉病和黑果病，红熟了的果实会破裂，降低了果实质量。

(4) 土壤　枸杞对土壤的适应性很强，在一般的土壤，如沙壤土、轻壤土、中壤土或黏土上都可以生长，但如果要取得较高的产量和较高的质量，仍宜注意以下要求。

①轻壤土：轻壤土的土质疏松，透水快，通气好，土层深厚，肥沃，都有利于枸杞的生长。

②黏土和黏壤土：黏土和黏壤土的养分含量较高，但因其性黏容易板结，使土壤通气性差，对枸杞根系呼吸及生长都不利，枝梢生长缓慢，花果少，果粒也小。如果向地里增施麦秆、稻草或羊粪之类植物或肥料，可以增加土壤的疏松性和土壤的营养成分，则可改善枸杞的生长情况。

③盐碱土：枸杞的耐盐能力较强，在含盐量达 0.5%~1%的土壤中枸杞仍能生长。一般在含盐量小于 0.2%的土壤中，枸杞会良好生长。据调查，凡丰产枸杞园的土壤含盐量多在 0.5%以下，而且绝大部分小于 0.1%。在表土含盐量为 1.0%以上的盐土里，虽然还能生长枸杞，但生长不良，结果很少。

④碱性土：宁夏枸杞能在 pH 值 8.2~8.6、含盐量 0.09%~0.11%的土壤条件下形成单产 2 325~4 200 千克/公顷的丰收园。新品种宁杞 1 号能在 pH 值 9.0~9.8、含盐量 0.2%的灰钙土上生长良好，并能结实。枸杞是很耐碱的。

2 育 苗

枸杞育苗的方法有播种、枝条扦插、根蘖、压条和组织培养等 5 种，生产上以播种和扦插育苗为主。

(1) 播种育苗 播种育苗是指利用枸杞种子繁殖实生苗木。播种育苗有人工育苗和采用自生苗(人、兽、鸟吃了果实，种子随粪便排出或成熟的果实落在地上的种子均可生出自生苗)。播种育苗的优点是在短期内能快速、集中地培育出大量苗木，成本低，易掌握。缺点是生产的苗木可逆性较大，后代多变异，母树优良性状不能保持，结果迟，品质稍差。为尽量保证育苗质量，宜注意以下几方面。

①种子选择：育苗时应选用品种优良、籽粒饱满、生命力强、发芽率高的种子。如宁杞 1 号枸杞、宁杞 2 号枸杞和大麻叶枸杞。选种时间一般在每年的 7 月上旬、中旬。在叶色绿、果枝节间短、粗壮、刺少、生长健壮、无病虫害危害的植株上，选摘成熟而果粒大，果色鲜红、含糖量较高的果实。提取种子时先把果实浸泡(新鲜果实不必再用水浸泡)，浸泡至果皮膨胀易烂时，搓碎，使种子与果肉完全分离，再在清水中淘洗，取出沉在盆底的饱满种子，再晾晒干燥后保存备用。

②播种适时：每年 3 月下旬至 4 月份播种为好。播种前先作种子催芽，方法是 1 份种子掺 3 份细湿沙，拌匀后放在 20℃左右的室内，上面盖塑料布，每天喷洒一次水，保持良好的湿度，一般在有 30%~50%的种子露白(胚根露出)时，即可进行播种。枸杞种子小，1 千粒约重 1 克，每公顷播种种子约 2.5~3 千克左右。播种大多用条播，行距 30~40 厘米，开挖 3~5 厘米宽、2~3 厘米深的播种沟，将催芽后的种子与 10 倍细沙拌匀，撒入沟内。上面覆细湿土，稍加压后再盖上湿碎草。干旱时可适当浇水，促进种子发芽出土。出苗后将上面所盖湿草去除，有利芽的生长。

(2) 扦插育苗 应用枝条插种，方法简便，能保持母树优良性状，结果早，产量高，优良品种容易推广。一般分为硬枝扦插育苗和嫩株扦插育苗两种。

①硬枝扦插：每年 3 月下旬至 4 月初，选用生长健壮、粗 0.4~0.6 厘米的枝条，剪成 12~15 厘米长的插条，上端剪成平口，下端削成斜口。然后用质量分数为 15×10^{-6}~20×10^{-6} 的 NAA(α-萘乙酸)浸泡 24 小时或质量分数为 100×10^{-6} 的 NAA 浸泡 2 小时(浸泡部位应在插条下部 3 厘米。再按 10 厘米×40 厘米株、行距开沟斜插入，填土踏实，插条上端一节露出地面，覆盖地膜即可。

②嫩枝扦插：一般在每年 5~7 月份进行。从优良品种的优良单枝上采集半木质化嫩枝条，粗约 0.2 厘米以上，剪成具 3~4 个节、长 15~20 厘米的枝条，具有顶芽或

侧芽，并去掉近基部 2/3 的叶片，用枸杞生根剂 1 号加水 2 500 倍，再加滑石粉调成糊状，或用枸杞生根剂 2 号加水 1 000 倍，速沾插条下端 1~1.5 厘米处后扦插。按 5 厘米×10 厘米株行距定点，用细树枝在沙床上插 1~2 厘米深小孔，将浸沾生根剂的插条插入孔里，填细沙，用手指稍微按实。然后喷水，盖塑料拱棚，并遮荫。棚内宜保持 20~34℃的温度，90%~100%的相对湿度，以及 50%左右的透光率。一般每平方米插条 200 株，成活率在 85%以上。

(3) 根蘖育苗 从母树根上挖取根蘖进行种植。成活率高，能保持优良性状。根蘖育苗宜在品种优良、纯一的枸杞园内进行，严防实生苗混入。应选择在母株水平根上的根蘖苗，因其侧根丰富且粗壮，栽后成活率高。

(4) 压条育苗 在春、夏季选树冠下部的葡萄地面枝，将其刻伤后埋在树冠下约 10 厘米深的压条沟里，填湿润土壤，踏实，并保持埋条部位土壤经常湿润，约 1 个月即可生根。

(5) 组织培养育苗 这是运用现代生物工程技术快速繁殖植物的一种新方法。它利用在离体培养条件下植物细胞所具有的那种能重新形成新个体的“全能性”，把植物体的根、茎尖、叶或者其他部分接种到培养基上，经过无菌培养，就可以得到完整的植株。由于组织培育的设备条件要求较高，本法尚未普遍推广应用。

一般在育苗后，还要重视对幼苗的管理。当出苗时要及时撤去覆盖物(草、薄膜等)，适时适量地灌水，苗期施肥 2 次，及时除去杂草。当当年生播种苗生长至 3~5 厘米时，应进行第一次间苗，株距 3~5 厘米；生长到 8~10 厘米时进行定苗，株距 10 厘米左右。

嫩枝扦插苗在 20 天后绝大多数已生根，可进行炼苗，逐渐揭去拱棚和遮荫，增加光照，灌水和追肥。

当实生苗生长至 20~30 厘米高时，应及时除去苗木基部发生的侧芽，保留离地面 50~60 厘米高处的侧芽。

当插条发芽生长至 3~5 厘米长时，将萌发的侧枝选定一健壮枝，并及时除去苗木基部发生的其他侧芽。当幼苗生长至 60 厘米时，摘心定型，控制生长，即可培育出健壮的苗木了。

在幼苗管理上还要注意预防虫害，主要的害虫有枸杞蚜虫、枸杞瘿螨、枸杞锈螨、枸杞木虱、枸杞负泥虫、地老虎和蛴螬等。对虫害枝要除下烧掉。虫害要及时消灭。

3 定 植

枸杞定植宜注意以下几方面。

(1) 选择优良种苗 从粗壮无病虫害的优良品种苗木上选取种苗。

⑵栽植时间适当　一般春季栽植应在土壤解冻后，苗木发芽前的3月下旬至4月中旬进行。秋季栽植应在9月下旬至10月中旬进行。栽后灌水2~3次，以提高存活率。

⑶栽植方法科学

①垄植两边沟灌方法：按株行距1.5米×2米、挖40厘米×40厘米×40厘米的栽植坑，每公顷约栽植3 300株。具体耕作方法：坑里挖出的表土和心土各放一边，栽植时坑内施入2~3千克和熟土拌好的腐熟农家肥，肥上覆盖10厘米厚的细熟土，然后放入直立健壮并带有3~5条须根的枸杞苗定植于坑内，填入少量坑表土，稍微向上提一下苗木，使根伸展，再加土分层踏实。然后灌适量水。

②幼树密植培育壮苗方法：枸杞在栽植后1~2年，树小，株间空隙大，可以在规定的株间加栽1株小苗。当枸杞长大，株间郁闭时，就可以把枝间所栽的小苗挖去，移植到新的枸杞园里。这种方法简便，省钱、省力，增加收入。

③栽植密度因地制宜：一般情况下，在肥沃土壤中，栽植密度小些，可以发挥树冠大、枝条多的增产优势；在瘠薄土壤上，栽植密度大些，树冠虽小，但可以发挥株数多而增加产量的优势；整形修剪水平高的栽植密度大些；机械作业的行距比人工操作的大些。

4 田间管理

⑴翻晒与除草

①春季翻晒：每年3月下旬至4月上旬进行，俗称“挖春园”。一般浅翻10~15厘米即可，以疏松土壤，切断土壤毛细管，起到保墒和增温作用。同时，耕翻后可利用日光晒死部分杂草和害虫。

②秋季翻晒：一般在采完夏果后的8月中、下旬，都会进行枸杞园土壤的深翻，但若花果多，也可推迟到秋果采完后的9月下旬或10月上旬进行。土壤深翻后，增加其通气性，促进枸杞根系和地上部的生长，晒死杂草，消灭有害病菌和寄生虫虫卵。

③中耕除草：一般在5月、6月、7月份灌水后各锄草一次。中耕的深度在8~10厘米。通过中耕除草，可疏松表土，切断土壤毛细管，减少土壤水分蒸发，防止板结和杂草生长，增加土壤通气性，有利微生物活动和有机物分解，并可将无用的萌蘖及蘖芽去除，更有利于苗株及根系生长。

⑵施肥

①基肥：基肥以农家肥为主，化肥为辅。农家肥主要有羊粪、牛粪、马粪、油渣(饼粕)和人粪尿等为主。

基肥以秋施好，10月至11月上旬为宜。这时，枸杞树已落叶，逐步进入休眠期，亦有利于根系的吸收，积累营养，增强抗寒能力。

基肥施用方法，一般有环状沟施、半环状沟施和条状沟施等三种方法。半环状沟施：是在树冠边缘下方，挖1/2~2/3圆周长的、深30厘米、宽40厘米的弧状施肥沟。到翌年，沟的位置可换到原沟的对面。环状沟施：是在树冠边缘下方，挖深30厘米、宽40厘米的环状施肥沟，用于施肥。条状沟施：是在树冠边缘两侧各挖一条深30厘米、宽40厘米的施肥沟。到翌年，沟的位置可换到另外两侧。沟挖好后，把基肥施入，均匀，再加土拌匀，上面再加土覆盖。

②追肥：追肥是在枸杞生长结果期间增施速效肥，以弥补基肥的不足。

追肥所用肥料以速效化肥为主，腐熟的有机肥为辅。例如各种氮肥(如尿素、硫酸铵、硝酸铵和碳氢酸铵等)、磷肥(如三料过磷酸钙、重过磷酸钙等)、钾肥(如硫酸钾、氯化钾等)、氮磷钾三元复合肥、磷酸铵和磷酸二氢钾二元复合肥等。

追肥时间，4月下旬至5月上旬是枸杞新枝叶生长和老眼枝花蕾形成期，第一次追肥，主要用尿素，配合适量磷肥；6月初至7月底是一年中大量新枝生长、花蕾形成和开花结果高峰期，需要有充足的氮、磷、钾肥，故在6月初和7月初宜进行第二次及第三次追肥；如果到了8月，新枝及花蕾仍然较多，为促进秋果生长，亦宜第四次追肥。

追肥使用方法：追肥分为根部追肥和叶面追肥两种。根部追肥一般采用穴施或沟施，即在树冠边缘下方，挖3~4个洞穴，或挖一条10厘米深的施肥沟，把速效性氮、钾肥施入，再覆土，灌水即可。叶面追肥是将化肥溶于水中进行叶面喷施，它对提高果实质量有明显作用。叶面追肥主要用尿素、磷酸二氢钾、过磷酸钙和叶面宝等。一般在6~7月第一结果期喷4次，8~9月第二结果期喷2次。每次每公顷喷磷酸二氢钾0.75~1.5千克，加尿素0.75千克，兑水750千克；在花蕾期每公顷喷叶面宝1支(5毫升)加水750千克。叶背、叶面均要喷洒，时间最好选在上午11点钟以前及下午4点钟以后进行。日照强时喷洒，可增加叶面药物之蒸发。雨天不宜喷药。

(3)灌溉

①枸杞灌溉总原则：幼龄树少灌，成龄树多灌；大树多灌，小树少灌；沙土多灌，壤土少灌；夏季多灌，春秋季少灌；夏水灌透，冬水灌足。

②树龄与灌溉要求：树龄2~3年时每年灌水5~6次，时间在5~9月及11月间每月1次。树龄4年后，每年灌水7~8次，在6~8月每月灌水2次。

③枸杞园灌水规律：枸杞园灌水，一般每年分为3个时期，即生长结实期、采果期、秋季生长期。生长结实期一般指4月下旬到6月中旬的一个半月，4月底或5月初灌头水，7~10天后灌第二次水。以后可每隔10~15天灌1次水，总共3~4次。采果期指从6月下旬至8月中旬2个月时间，一般每采1~2次果后要灌1次水，共灌水3~5次。秋季生长期指从9月上旬至11月上旬的2个多月时间，9月上旬需灌水1次，10月底或11月初再灌水1次，共需灌水2~3次。

夏季采果后还可向树冠泼水，一方面补充了树叶蒸发的水分，同时也有驱虫作用。

(4) 枸杞的整形修剪

①枸杞整形修剪的必要性：枸杞整形修剪是保证优质高产的重要措施。通过合理的整形修剪，可以控制枸杞的长势和留枝量，提早结果，多结果。通过整形修剪培养主、侧枝，控制徒长枝，逐渐扩大树冠，建立牢固的树冠骨架，使树冠紧凑，有利于耕作管理。通过整形修剪，保留下来的枝条可得到更多的养分，有利于生长结果。通过整形修剪，去除无效枝，增加了通风透光性，改善光照，增强光合作用，增加果实含糖量。通过整形修剪去除病枝、虫枝，减少病虫害。

②枸杞整形修剪的特点：一般说，每年秋季约有 1/3 以上的枸杞老枝要修剪掉，1/2 左右的枝可保持不剪。夏季时枝条生长快，生长时间长，宜多修剪几次。重点要考虑骨干枝和结果枝的合理搭配。

③枸杞整形修剪后的树形：在做整形修剪时可根据实际条件，将枸杞整修成以下数种树形。如：半圆形树形(包括自然半圆形和开心半圆形)，圆锥形(塔形)树形，"三层楼"树形(有 12~15 个主枝，分 3 层着生在中央主干上，因树冠层次分明，故称之"三层楼")，"一把伞"树形(让结果枝全部集中在树冠上部，树形像伞状，由于结果枝较少，这种树形已经逐步不用)，"鳖晒盖"树形(为了控制树高，修剪时将树冠部新萌发的新枝全部剪掉，故树冠顶部主枝及其他骨干枝均呈裸露现象，故称之"鳖晒盖")。现在的实际生产中，较多选用的是圆锥形和半圆形两种树形。

④不同果龄枸杞的整形修剪技术：一般分为幼龄期、盛果期、盛果后期。幼龄期是在定植后到大量结果前的 4~5 年。这时整形修剪的要点是使主干、主枝、侧枝、小枝层次分明，树冠骨架结构合理，逐步扩大树冠，培养枝组，增加结果枝。幼龄期枸杞的整修大约需要 5~6 年时间，具体包括剪枝定干、培养基层、放顶成形等方法。这样经过 4~5 年的整形修剪，就会形成一个树高 1.6 米左右、上层冠幅 1.5 米左右、下层冠幅 2.0 米左右、根颈粗 5~6 厘米、枝干分布均匀(4~5 层，每层间距 25 厘米)、树冠骨架稳定、树冠上大下小、受光良好的半圆形树形。

盛果期枸杞的整修重点是在加强田间水肥管理的基础上，以果枝更新为主，维护饱满树冠的整形修剪为辅。去旧换新，实现果枝不断更新；去高补空，从高处剪除冲天的徒长枝，有空隙处亦用徒长枝补满，维护树冠饱满。具体地说，可分为春季修剪(亦称"剪干尖"，一般在 4 月上中旬植物萌芽后，新梢生长前进行，剪除越冬后干枯的枝条、交叉枝等)；夏季修剪(药农称之为"抽油条"，一般在 5 月上旬至 8 月上旬进行，主要是剪除与合理利用徒长枝，即俗称"油条")；秋季修剪(药农称之为"揎茨"，一般是在采完果后的 8 月下旬至 10 月上旬进行，整理树冠，去旧更新，选留良好的结果枝，如老眼枝和 7 寸枝。修剪的原则是打横不打顺，去旧要留新，密处来疏剪，缺空留"油条"，清膛截底修剪好，树冠圆满产量高。具体步骤是清基、剪顶、清膛、修围、截底)。

盛果后期枸杞的修剪,主要是对衰弱的骨干枝或枝组进行更新复壮,常用侧枝来培养新的枝组,去除无用的徒长枝,并加强水肥管理。

⑤枸杞的补形修剪:一般有树冠补顶(以徒长枝来补满),树冠补空(主要是补基层树冠的空缺,从主干或主枝上选留粗壮的徒长枝补空),偏冠补正(若主干歪斜,不易扶正的偏冠需要补正,在偏冠主干上培养另一主枝形成树冠,或形成双主干的树冠,来补正),整株更新(主枝受折损,不能在原有枝干上形成树冠,这时留植株基部最强的徒长枝,重新培养一株新树,而其他残留枝均去除)。通过补形修剪,不仅外形美观,亦有利于增加产量。

(5)防止落花落果的具体措施、枸杞落花落果是造成减产的重要原因之一,发生这种情况的主要因素是土壤缺乏养分、花期多阴雨、枸杞园郁闭度大、通风透光条件差等。除加强田间管理外,还可采取以下方法。

①叶面喷化肥:在施好基肥基础上,花果期叶面喷肥可防落花落果。所用喷肥有氮、磷、钾肥,也可用氮磷、氮钾或磷钾二元复合肥,还可用氮磷钾三元复合肥。并以氮磷钾三元复合肥最好。其最佳比例为1:1:1,肥料总浓度为0.5%。

②叶面喷稀土微肥:稀土微肥是一种稀土元素与硝酸盐混合物质的肥料。应用0.1%浓度的稀土微肥喷叶面,可减少落花落果18.72%~42.2%,产量可提高5.6%~32.4%。

③叶面喷植物生长调节剂:植物生长调节剂是一些生理效应与植物激素相似的人工合成的有机化合物,可影响植物的生长发育和新陈代谢。目前常用的有:2,4-D、α-萘乙酸、爱多收等。

(6)重视秋果增产 枸杞果实依其成熟的时期分为夏果子、二秋果子和秋果子三种。夏果子是指8月以前成熟的果实,二秋果子是指8月中旬至9月中旬成熟的果实;秋果子是指9月中旬以后才成熟的果实。一般情况下,夏果子产量高,质量上乘,经济价值高;而秋果子质量差,经济价值也低,因而不引起重视。绝大多数枸杞生产单位在7月底或8月初就采收结束,这样一来,从8月初到秋霜前的50~60天的生长期就无果生长,白白浪费了。根据宁夏中宁县生产的枸杞,夏果千粒重为75.3克,秋果千粒重为70.1克,由于秋果颜色鲜红,果粒大,油果少,质量又与夏果相近,销售价反而高。所以,若能重视秋果增产,经济效益也是十分明显的。要做好这个工作,应注意以下几点。

①增施肥料:秋果主要是树冠顶部徒长枝5月下旬至7月中旬所产生的新枝条形成花芽后结的果,因而秋果增产的关键就是要利用好这些新发出的结果枝。一般应在上一年秋季施足基肥的基础上,再于当年6~8月上旬各追施一次化肥。若9月份花果还多,还应在9月上旬再追施一次肥。

②合理利用徒长枝：在5月中下旬至6月中下旬，在每一个树冠上选留短截的徒长枝8~10枝，可发出30~50个良好侧枝。这样留下的枝条既能结果，又增加了树冠枝条，到下年还是老眼株。

③防止虫害：防止病虫害，趁早消灭枸杞蚜虫、枸杞红瘿蚊等害虫，以保护枝条生长，防止落花落果。

④适时灌水：秋季及时灌水，以保证秋果对水分的需要。

(7)积极防治病害　枸杞主要的病害有枸杞炭疽病、枸杞根腐病、枸杞流胶病、枸杞白粉病、枸杞灰斑病等5种。

①枸杞炭疽病：又称枸杞黑果病，主要危害枸杞的青果、花、花蕾、嫩枝和叶等。青果染病先有小黑点、褐色斑，逐渐发展到果实变黑。防治要点是及时剪去病枝、病果。排除积水。在发病期叶面喷洒0.1%~0.3%尿素液，增强抗病能力。在初夏时用杀菌剂彻底防治1次，并与防止虫害结合，一般采用40%乐果乳油或50%敌敌畏乳油800~1 000倍液防治。张锦秀等人提出“早春树体喷一次药压低初侵染来源，发病期重点抓好降雨后24小时内立即喷药，杀灭再侵染来源”的防治策略。

②枸杞根腐病：枸杞根腐病是枸杞全株输导组织感染的一种病害。初起根部发黑，局部皮层腐烂，并逐渐向周围扩散，破坏皮层输导组织，使植株失去水分和养分供应而生长衰弱；后期外皮脱落，只剩下木质部，最后导致全株枯萎死亡。防治要点是严防枸杞园长期积水，耕作时避免碰伤根部，翻晒时让根部周围耕作层得到充分曝晒。专家认为药物防治以500~1 000倍液的45%代森铵和40%灭病威抑菌效果最好。

③枸杞流胶病：枸杞流胶病表现为树干皮层开裂，从中分泌泡沫状带黏性的黄白色胶液，有腥味，常有苍蝇和黑色金龟子聚吸。一旦发现后，即用刀将被害部位的皮层刮净，再用多菌灵原液或2%硫酸铜溶液或波美5度的石硫合剂涂刷即可。

④枸杞白粉病：在受害的叶片上有一层白粉，为病原菌的分生孢子。药物防治可在发芽前和展叶后每隔7~10天喷洒一次波美0.3~0.5度的石硫合剂加以预防，共喷洒2~3次。

⑤枸杞灰斑病：受害叶片有褐斑，叶背有淡黑色的霉状物，即病原菌子实体。不用带病种苗，清除越冬菌源，发病时可用65%代森锌500倍液每隔7~10天喷一次，连喷3~4次。

(8)积极防治虫害

①常见的虫害：枸杞蚜虫、枸杞木虱、枸杞瘿螨、枸杞锈螨、枸杞红瘿蚊、枸杞负泥虫、枸杞跳甲、枸杞小跳甲、枸杞黑盲蝽、枸杞绢蛾、枸杞卷梢蛾、枸杞蛀果蛾、枸杞黄蓟马、枸杞实蝇、红斑芫菁、红缘天牛、榆木蠹蛾、红长蝽、印度谷螟等19种。

②常见虫害的防治方法：以多发虫害举例说明。

枸杞蚜虫，生长初期用3%呋喃丹2 000倍液喷洒，或用40%久效磷乳油1 500倍液加80%敌敌畏乳油800倍液喷雾。亦可防治枸杞黄蓟马虫害。

枸杞木虱，用药同枸杞蚜虫，也可用40%氧化乐果乳油1 000倍液加5%来福灵乳油5 000倍液喷雾。

枸杞瘿螨，在4月枸杞新叶开放及新梢生长时，结合防治蚜虫、木虱，用45%~50%硫黄胶悬剂300倍液喷洒树冠，亦可兼治锈螨；另可用40%氧化乐果乳油1 000倍液喷洒。

枸杞红瘿蚊，在4月中旬可用50%1605乳油1 000倍液喷洒树上，亦可将该药配成200倍液进行土壤处理，然后灌水；幼虫可用40%氧化乐果乳油的800倍液喷洒；成虫可树冠喷药。

枸杞负泥虫，忌与茄科作物间套种；随时摘除虫果，集中烧埋；7~8月用40%乐果乳剂1 500倍液或50%敌敌畏乳剂1 000倍液喷雾，每7~10天一次，连续3次。该法亦适合枸杞跳甲、枸杞小跳甲、枸杞黑盲蝽等虫害的防治。

枸杞绢蛾，用40%乐果乳油1 000~1 500倍液或50%敌敌畏乳油1 000~1 500倍液树冠喷洒；结合修剪剪除虫苞丝网，杀死幼虫。本方亦适合对枸杞卷梢蛾虫害的防治。

枸杞蛀果蛾，冬季消灭树干皮缝中的越冬蛹；及时采摘被害果、枝叶，将其烧毁或深埋；夏季当幼虫从枝梢下到树干基部或地面化蛹前，在主干中部缠以数圈草绳，以诱惑幼虫，随时检查消灭。药物防治可在4月下旬至5月上旬用50%敌敌畏乳油800~1 000倍液、50%“1059”1 500~2 000倍液或40%氧化乐果800倍液喷洒树冠，控制第一代幼虫，减少以后几代虫口。

枸杞实蝇，俗称果蛆、白蛆。从4月底至5月上旬可用50%1605乳油200倍液进行土壤处理，以消灭越冬蛹初羽化的成虫，或结合采果摘除蛆果，将蛆果深埋。

红斑芫菁，因其为突发性飞迁危害，故发现时可用80%敌敌畏乳油800~1 000倍液喷洒；亦可在其早晚飞翔力弱时进行人工捕捉。

红缘天牛，在早春、深秋或冬季结合清理枸杞园时把枯黄衰弱的枝条剪除、深埋或烧毁；寻找虫孔，用浸透敌敌畏、乐果或1605等农药的棉球塞进虫孔，再用黏土封闭，杀死幼虫。

榆木蠹娥，在5~10月幼虫活动期用40%乐果乳剂25~50倍液或80%敌敌畏乳剂注入虫孔，以泥土封口；6月中、下旬~7月下旬用敌敌畏、马拉硫磷每隔12~20天喷洒一次树干，共喷洒2~3次。

红长蝽，又名星蝽象、斑长蝽、二斑长蝽。防治方法是人工采毁卵块；捕杀成虫和若虫；清除枯枝杂草，深秋深耕枸杞园以减少过冬虫口密度；药物防治同枸杞负泥虫。

印度谷螟。防治方法：在储藏枸杞子前应充分晒干，装箱后要有防潮设备，保持枸杞干燥；如果发现果实中有幼虫时，应及时将果实曝晒或进行高温(50~70℃)处理，亦可用氯化苦或磷化铝熏蒸；或用 CO^{60}-γ 射线照射处理果实；冬季可置于 0℃以下的地方冷冻处理。

(9) 积极预防鸟、畜害 驱赶麻雀等鸟类，防止其啄食枸杞果。加强田园管理，禁止牛、羊等牲畜进入枸杞园，防止牲畜践踏园地及啃食嫩枝。

(二) 采集方法

1 鲜果采收

枸杞成熟的果实色泽鲜红，表面发亮，质地柔软，富有弹性，果肉增厚，果实空心度大。同时果蒂松动易脱落，种子由白变为浅黄色，种皮骨质化。这时采收是最合适的。鲜果采收宜掌握以下几方面：

①采收季节：夏枸杞果的采收时间在 6~8 月。秋枸杞果(包括二秋果子和秋果子两种)的采果期在 9~11 月。采果期一般延续 2 个月左右。

②掌握成熟度：在实际生产过程中，一般当果实成熟 8~9 成时即可采摘。过早采，成熟度还不够，果粒较小，产量低；过迟采，鲜果熟透，色泽不鲜艳，还会出现呈紫红色的油果(干燥果)和贼果(很难干燥的果实)。鲜果熟透在运输、储藏过程中也容易损失。

③具体采果时间：在每天早晨露水干后进行。在早晨露水大及雨水未干时都不宜采果，这时采的果容易霉烂。一般 5~7 天采一次。

④采果注意事项：要轻摘、轻拿、轻放，避免果汁流出，若果汁流出过多，晒干后果实会变成黑色。俗称“油籽”，质量就差。采果时最好不要带果柄及叶片。采果的筐以装 5~7 千克果实的大小为宜，箩筐过大，装得太多，则容易压坏底层的鲜果。促进鲜果干燥的方法，一般可将摘下的鲜果及时用 3%~4%的 Na_2CO_3 溶液浸泡一下，这样可以溶脂脱水，在晾晒过程中加快水分的蒸发。

⑤分期分批采收，采后及时晾晒。

2 根皮采收

根皮又叫地骨皮，在早春、晚秋采挖其根部，洗净泥土，剥取皮部，晒干。

或将鲜根切成 6~10 厘米长的小段，再纵剖至木质部，置蒸笼中略加热，待皮易剥离时，取出剥下皮部，晒干。

采收枸杞根皮主要以野生枸杞为主。春季采集的根皮浆气足、皮黄而厚，易剥落，质量较好。

(三)加工方法

1 果实干燥

果实干燥有晒干、烘干，药物浸泡后晾干、烘干等多种方法。

(1)果实晒干　将采收的鲜果及时摊放在干燥盘上，摊放的长度约2米、宽度约1.2米、厚度约2~3厘米。先在阴凉处放置2天，然后放在较弱日光下晾晒，10天左右即可晒干。

注意：不宜在烈日下曝晒或用手翻动，以免果实起泡变黑。可经常用木棒在干燥盘下面敲打，使果实之间、果实与干燥盘之间松动，不黏结在一起，促进果实干燥，防止霉变。

(2)果实烘干　在烘干房内利用热风烘干炉和烘干机将果实烘干，一般分为3个阶段。

①第一阶段：将鲜果在40~45℃条件下烘烤20~36小时，使其失水50%左右，果皮开始出现皱纹。

②第二阶段：再将经过第一阶段烤过的果实在45~50℃条件下继续烘烤36~48小时，使果实再失水30%~40%，全部果实呈现收缩皱纹。

③第三阶段：继续将果实在50~55℃更高温度下再烘烤24小时，果实干透为止。

(3)药物浸泡后再晒干　将采集之鲜果先浸泡在Na_2CO_3溶液中，然后再将鲜果及时摊在干燥盘上进行晾晒，10天左右亦可晾干。

(4)加入药物后再烘干　将采集之鲜果中加入KOH、K_2CO_3等化学药品，脱蜡后放入烘干机内加热30多个小时，即可制成干果。

2 果实脱柄

在大规模生产上，现在普遍采用脱把机进行脱把。在小批量生产时，可将已干燥的果实放在一个长约2米、宽约0.5米的布袋内，2人各拉布袋一端来回拉送，撞撞果实，或在地上摔打使果柄和果实分离，最后分开清除。

3 根皮的加工

将挖出的枸杞根洗净泥土，然后用刀切成6~10厘米长的段，再纵剖至木质部，置蒸笼中略加热，待皮易剥离时，取出剥下皮部，晒干备用。也可用木棒敲打枸杞根小段，使根皮与木质部逐渐分离，然后再去掉木心，根皮晒干备用。

4 中医炮制

(1) 构杞子　《圣济总录》记:"去蒂。"《普济方》:"去茎蒂,晒干,研细用。"现行的方法是取原药材,除去杂质,摘去残留果梗和蒂,果实不用研细。

(2) 炒枸杞子　《圣惠方》记述:"微炒。"《增广验方新编》:"去核炒。"现行的方法,取干净枸杞子,用文火炒至表面有焦斑点,取出放凉即可。

(3) 盐枸杞子　将食盐置锅内,用文火炒热后,再加入枸杞子炒至黄色发胀时,筛去盐即可。

(4) 饮片

①枸杞子:果实长卵形或椭圆形,略扁,长 0.6~2 厘米,直径 3~8 毫米。表面鲜红色或暗红色,微有光泽,有不规则皱纹,顶端略尖,有小凸起状的花柱痕,基部有白色的果柄痕。果皮柔韧,皱缩。果肉厚,柔润而有黏性,内有种子多数。种子扁肾形,长 1.5~2 毫米,直径约 1 毫米。气微、味甜、微酸。以粒大、色红、肉厚、质柔润、子少、味甜者为佳。

②炒枸杞子:炒枸杞子形同枸杞子,有焦斑点。

③盐枸杞子:盐枸杞子形如枸杞子,表面暗红色或污黄色,微鼓起,味微咸。

(5)饮片储藏:枸杞子贮存于干燥容器内。炒枸杞子、盐枸杞子置干燥容器内密闭,置阴凉干燥处,注意防热、防潮、防蛀。

(四)分级与包装

1 枸杞干果的分级

(1) 国家制定的枸杞分级标准　按照枸杞果实大小、色泽及破粒等外观条件,枸杞果实分为 5 级。

特级:干货,多糖质,果实椭圆形或长卵形,果皮鲜红(紫色),红色、油润、肥甜。每 50 克果实在 370 粒以内,大小均匀,无干籽、油粒、破粒、杂质、虫蛀及霉变。

甲级:干货,多糖质,果实椭圆形或长卵形,果皮鲜红(紫红)、油润、味甜。每 50 克果实在 580 粒以内,无干籽、油粒、破粒、杂质、虫蛀及霉变。

乙级:干货,糖质少,果实椭圆形或长卵形,果皮鲜红(紫红)、油润、味甜。每 50 克果实在 900 粒以内,无干籽、油粒、破粒、杂质、虫蛀及霉变。

丙级:干货,糖质少,每 50 克果实在 1 120 粒以内,油粒不超过 15%,其他条件同上。

丁级:干货,糖质少,色泽深浅不一,味甜,每 50 克果实所含果粒不限,含破粒、油粒，无杂质、虫蛀、霉变。

(2) 新疆枸杞的最大产区精河县托里乡一般将枸杞干分为 3 级，其各级标准如下。

一级：每 50 克枸杞干 280~320 粒，色泽鲜红，无结块，无霉变，杂质含量小于 1%，含水率 10%~12%。

二级：每 50 克枸杞干 370~400 粒，色泽鲜红，无结块，无霉变，杂质含量小于 1%，含水率 10%~12%。

三级：每 50 克枸杞干 550 粒以上，色泽鲜红，无结块，无霉变，杂质含量小于 12，含水率 10%~12%。

(3) 河北、山西等地产的津枸杞（血枸杞）的分级标准，分为三等。

一等：类纺锤形，略扁，果皮鲜红或深红色，果肉柔软，味甜微酸。每 50 克枸杞 600 粒以内。无油果、黑果。

二等：每 50 克 800 粒以内，油果不超过 10%，无黑果，余同一等。

三等：色泽深浅不一，每 50 克 800 粒以外(包括油果)，余同二等。

(4) 出口枸杞的分级。

特级（贡果面）、甲级（贡果王）、乙级（贡果）、丙级（超王杞）。

2 枸杞干果的包装

(1)分级去杂。

(2)包装用具，如纸箱、木箱、小铁桶、锡泊纸袋或塑料袋。

(3)包装准备，在果实装箱前，先应将果实经过日晒，使其发软，趁热装箱，压实、封严，防散防潮。分级后用不漏气的塑料袋包严，袋口密封，不透气。

(4)市场销售以小包装为佳，一般有 250 克装、500 克装。包好后防潮、防压、防虫、防霉、防烂。

(五) 储藏方法

枸杞子储藏方法有三种。

1 常温保藏

家庭少量保存，可采用常温保藏。一般先将枸杞子装于洗净、干燥的容器内，然后每千克枸杞子喷入酒精 30 克，加严密封即可。也可分装成小包，置石灰坛内贮藏，防潮防虫。但这种方法不宜时间过长，时间过长会使枸杞子过分干燥，干缩变小，甚至硬脆。

一些商贩、单位也常采用这种方法，一般每隔一定时间用化学熏蒸剂氯化苦熏蒸一次，以防虫害及霉变。但这种方法杀虫不彻底，还会造成化学污染，应该注意预防。

2 低温保藏法

是将枸杞保存在-18℃的低温条件下，可以保存相当长的时间，但需要低温条件，干耗也大，投入成本高。

3 辐射保藏法

这是一种高新技术，宁夏农林科学院原子能应用研究室采用源强为 1 万拉德的 CO^{60}-γ 射线照射，处理杀死枸杞的主要仓储害虫印度谷螟，收到良好的效果，而且处理前后枸杞的主要营养成分变化不大。为防止害虫感染，宜在辐射处理前，必须先将枸杞密封包装好，再作辐射照射，这样可以保持 3 年不发生虫害。

附录一　枸杞叶《名医别录》

【异名】地仙苗(《日华子本草》),甜菜(《本草图经》),枸杞尖(《滇南本草》),天精草(《保寿堂经验方》),枸杞苗(《本草纲目》),枸杞菜(《生草药性备要》),枸杞头(《江苏省植物药材志》)。

【来源】为茄科植物枸杞及宁夏枸杞 L.的嫩茎叶。

【原植物】参见“枸杞子”内容。

【采收加工】春季至初夏采摘,洗净,多鲜用。

【成分】日本产枸杞叶含甜菜碱(betaine)、芸香甙(rutin)、维生素 C、β-谷甾醇-β-D-葡萄糖甙(β-Sitosterol-β-D-glucoside)、硫胺素抑制物(此抑制作用可为半胱氨酸及维生素 C 所消除);于叶的热水浸出液中含肌甙(inosine)、6-氧嘌呤(hypoxanthin)、胞啶酸(cytidylic acid)、尿甙酸(uridylic acid)、极少量的琥珀酸、焦谷氨酸(pyroglutamic acid)、草酸及多量的谷氨酸、天门冬氨酸、脯氨酸、丝氨酸、酪氨酸、精氨酸。

【药材及产销】枸杞叶产于山西、河北、河南、浙江、江苏、宁夏等地。自产自销。

【药材鉴别】性状鉴别:单叶或数片叶簇生于嫩枝上。叶片皱缩,展平后卵形或长椭圆形,长 2~6 厘米,宽 0.5~2.5 厘米,全缘。表面深绿色。质脆,易碎。气微,味苦。

【炮制】原药材,除去杂质及枯叶,筛去灰屑。

饮片性状:完整叶有短柄,叶片卵状披针形或菱状卵形,先端尖或钝,基部窄楔形,全缘,灰绿色或黄绿色,无毛。气微,味淡。

贮干燥容器内,置通风干燥处。

【性味】味苦、甘、性凉。

(1)《药性论》:“味甘,平。”

(2)《千金食治》:“味苦,平,涩,无毒。”

(3)《本草纲目》:“味苦甘而气凉。”

【归经】归肝、脾、肾经。

《要药分剂》:“入心、肺、脾、肾四经。”

【功用主治】补虚益精,清热,止渴,祛风,明目。主治虚劳发热,烦渴,目赤昏痛,障翳夜盲,崩漏带下,热毒疮肿。

(1)《药性论》:“能补益精诸不足,易颜色,变白,明目,安神。和羊肉做羹,益人,甚除风,明目。若渴,可煮汁饮,代茶饮之。发热诸毒烦闷,可单煮汁解之,能消热面毒。主患眼风障,赤膜昏痛,取叶捣汁注眼中。”

(2)《食疗本草》:"坚筋耐老,除风,补益筋骨,能益人,去虚劳。"

(3)《日华子本草》:"除烦益志,补五劳七伤,壮心气,去皮肤骨节间风,消热毒,散疮肿。"

(4)《本草纲目》:"去上焦心肺客热。"

(5)《生草药性备要》:"明目,益肾亏,安胎宽中,退热,治妇人崩漏下血。"

(6)《本经逢原》:"能降火及清头目。"

【用法与用量】

(1)内服:煎汤,鲜品 60~240 克,或煮食,或炒食,或捣汁服。

(2)外用:适量,煎水洗,或捣汁滴眼。

【应用宜忌】《药性论》记:"与乳酪相恶。"

【选方】

1 枸杞叶蛋汤(广西《中草药新医疗法处方集》)

【组成】枸杞叶 60 克,鸡蛋 1 只。

【制法】鸡蛋打碎后调匀,与枸杞叶加水煮汤吃。

【用法】每日 1 次,服完。

【功用】清热明目。

【主治】急性结膜炎。

2 枸杞汁点眼方(《圣惠方》)

【组成】枸杞叶 60 克、车前叶 60 克。

【制法】上药熟挼之,使汁欲出。又别取大桑叶 90 克,重裹之,悬于阴地,经宿,乃轻压取汁。

【用法】将干净汁点目中,3~5 次。

【功用】清热明目,去翳,止痛。

【主治】眼睛涩痛,兼有翳者。

3 枸杞菜猪肝汤(《陸川本草》)

【组成】枸杞菜 60 克、柄猪草 30 克、夜明砂 9 克、猪肝 120 克。

【制法】水煎。

【用法】去柄猪草、夜明砂药渣(水煎时可用纱布包),饮汤吃猪肝、枸杞叶。

【功用】养肝明目。

【主治】视力减退及夜盲。

4 枸杞叶洗剂(引《福建民间草药》)

【组成】鲜枸杞叶一握。
【制法】加水煎。
【用法】外用熏洗。
【功用】清热解毒。
【主治】痔疮炎肿。

5 枸杞叶炒蛋(引《滇南本草》)

【组成】枸杞嫩叶 50 克、鸡蛋 1 枚。
【制法】鸡蛋打碎调匀,与枸杞嫩叶一起入油锅急炒。
【用法】佐餐用。宜经常吃。
【功用】补气健脾益精。
【主治】年少妇人白带。

附录二　地骨皮《大观本草》

【异名】杞根、地骨、地辅、地节(《神农本草经》),枸杞根、苟起根(《本草经集注》),枸杞根皮(《药性论》),山杞子根、甜齿牙根、红耳坠根(《河南中药手册》),山枸杞根、狗奶子根皮(《山东中药》),红榴根皮(《中药材手册》),狗地芽皮(《四川牛药志》),仙人杖(《抱朴子》),地仙(《日华子本草》)。

【释名】地骨,《广雅》亦称地筋,皆以地下之根形为名。地辅,辅即颊骨,与地骨同义。

【品种考证】《神农本草经》原名地骨,列为上品。地骨皮之名见于《外台秘要》,艾晟刊《大观本草》补治疽方用地骨皮。

根据《本草图经》所附"茂州枸杞"图及《本草纲目》、《植物名实图考》附图,其原植物与茄科植物枸杞基本一致。

【来源】为茄科植物枸杞的根皮。生于山坡、田梗或丘陵地带。全国大部分地区有分布。(图 1、2)

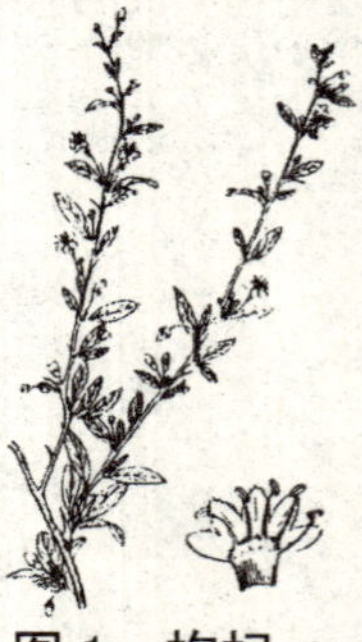

图 1　枸杞

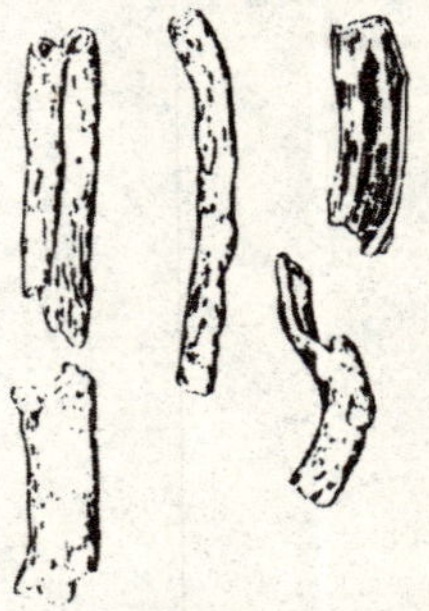

图 2　地骨皮(根皮)外形

【采收加工】早春、晚秋采挖根部,洗净泥土,剥取根皮,晒干。或将新鲜根切成 6~10 厘米长的小段,再纵剖至木质部,置蒸笼中略加热,待皮易剥离时,取出剥下皮部,晒干。

【药材的鉴别】

1. 性状

干燥根皮为短小的筒状、槽状或不规则卷片,大小不一,一般长 3~10 厘米,直径 0.5~2 厘米,厚 1~3 毫米。外表面呈土黄色或灰黄色,粗糙,有不规则纵裂纹,易成鳞片状剥落;内表面黄白色,具细纵条纹。质松脆,易折断,折断面分内外两层,外层为落皮层,较厚,呈土黄色;内层灰白色。味微甘,后苦。以块大,筒粗,肉厚,整齐,无木心及碎片者为佳。

2. 显微结构

根皮横切面，落皮层较厚，有2~3条木栓组织环带，最内的木栓层为完整的环带，外侧的则交错连接，可见颓废的筛管及射线细胞。韧皮部较宽，占根皮厚度一半；纤维单个散在或少数成束，偶见石细胞；射线宽1~2列细胞。本品薄壁细胞含淀粉粒，有的含草酸钙砂晶。(图3)

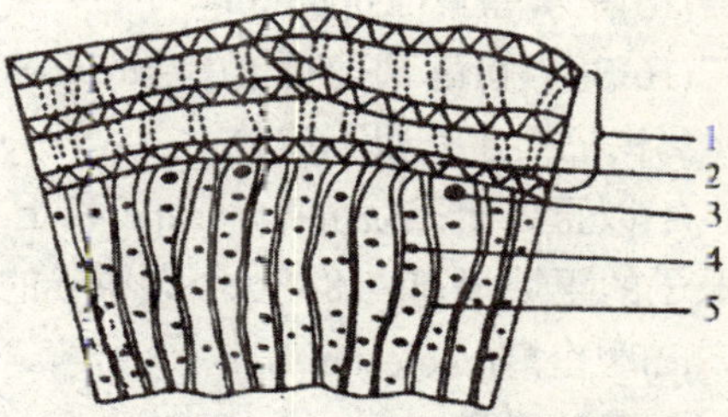

图3 枸杞(根皮)横切面简图

1. 落皮层 2. 木栓层 3. 石细胞 4. 纤维层 5. 切皮射线

3. 粉末特征

粉末呈米黄色。

(1)草酸钙砂晶随处散在，有的薄壁细胞充满砂晶，形成砂晶囊。

(2)纤维常与射线细胞连接；纤维梭形成纺锤形，长110~230微米，直径17~48微米，壁厚3~11微米，木化或微木化，具有稀疏斜纹孔，有的胞腔含黄棕色物。

(3) 淀粉粒单粒类圆形或椭圆形；复粒由2~8分粗组成。此外，可见石细胞、木栓细胞及落皮层薄壁细胞。(图4)

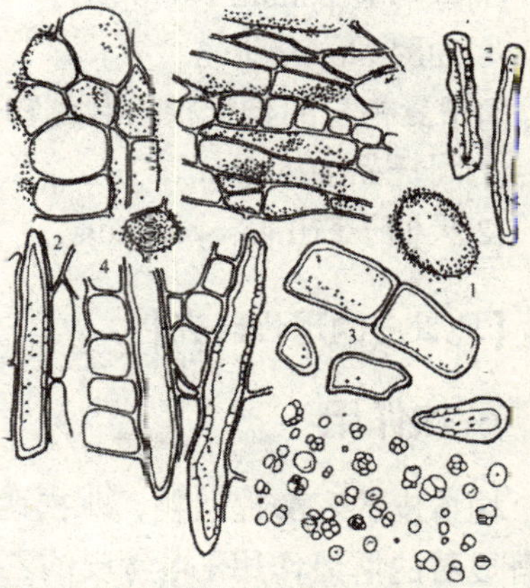

图4 枸杞(根皮)粉末特征

1. 草酸钙砂晶 2. 纤维 3. 石细胞 4. 韧皮射线 5. 淀粉粒

【成分】1)地骨皮所含成分如下：

(1)甜菜碱(betaine)。

(2)苦可胺(kukoamine)A。

(3)1,2,3,4,7-五羟基-6-氮杂双环【3.3.0】。辛烷(1,2,3,4,7-pentahydroxy-6-nitro-bicyclo【3.3.0】-octane)。

(4)1,4,7,8-四羟基-6-氮杂双环【3.3.0】辛烷(1,4,7,8-tetrahydroxy-6-nitrobicyclo【3.3.0】-octane)。

(5)枸杞环八肽(lyciumin)A和B。

(6)(S)-9-羟基-10E,12Z-十八碳=烯酸【(S)-9-hydroxy-10E,12Z-octadecadienoic acid】。

(7)(S)-9-羟基-10E,12Z,15Z-十八碳三烯酸【(S)-9-hydroxy-10E,12Z,15Z-octadecatrienoic acid】。

(8)枸杞酰胺(lyciumamide)，即乙酸橙黄胡椒酰胺酯。

(9)亚油酸(linoleic acid)。

(10)亚麻酸(linolenic acid)。

(11)蜂花酸(melissic acid)。

(12)桂皮酸(cinnamic acid)。

(13)柳杉酚(sugiol)。

(14)5d-豆甾烷-3,6-二酮(5d-stigmastane-3,b-dione)。

(15)东莨菪素(scopoletin)。

(16)β-谷甾醇葡萄糖甙(β-sitosterol glucoside)等。

2)枸杞根还有以下成分:

(1)以正二十三烷(n-tricosane)和正三十三烷(n-tritriacontane)为主的具15~33个碳原子的正烷烃;具18~31个碳原子的长链醇。

(2)胆甾醇(cholesterol)。

(3)菜油甾醇(campesterol)。

(4)豆甾醇(stigmasterol)。

(5)谷甾醇(sitosterol)。

(6)硬脂酸(stearic acid)。

(7)棕榈酸(palmitic acid)。

(8)油酸(oleic acid)。

3)宁夏枸杞的枸杞根所含生物碱,还有:

(1)阿托品(atropine)。

(2)天仙子胺(hyoscyamine)。

【地骨皮的现代研究】

1 解热作用

地骨皮的乙醇提取物，水提取物及乙醚残渣水提物灌服或静注对热原发热家兔有显著的解热作用。地骨皮的乙醇部分水提物相当生药0.75~7.5克/千克时也有较强的解热作用。【野口卫,等.医学中央杂志(日),1967.223:664】

2 降血压作用

(1)地骨皮浸剂、煎剂、酊剂及注射剂(水煎、醇沉,精制成100%浓度)对麻醉犬、猫、兔(静注或肌注)与不麻醉大鼠(灌胃)均有明显的降压作用。(南京第一医学院药理教研室.心脏血管学术报告论文汇编.1959:55;石琳,等.中国生理科学会学术会议论文摘要汇编(药理).1964:114;山西省卫生局.山西医药,1973,(9):48

(2)静注地骨皮注射液(0.375克/千克)可使麻醉犬血压骤降至零而导致死亡,小

剂量重复注射未见快速耐受现象。(山西省卫生局.山西医药,1973,(9):48)

(3)地骨皮的甲醇提取物0.5克(生药)/千克静注,对大鼠有显著的降压作用,地骨皮的氯仿提取物及进一步纯化得到的两个成分(S)-9-羟基-10E,12Z-十八碳二烯酸和(S)-9-羟基-10E,12Z,15Z-十八碳三烯酸或它们的盐对血管紧张素I转化酶有抑制作用。(诸田隆,等.生药学杂志(日),1987,41(3):169;MorotaTakashi,et al. Jpnkoka:Tokkyokoho,1987:87 164 621;Morota Takashi,et al.Jpn kokai Tokkyo kobo,1987:87 164 620)

(4)枸杞环八肽A和B对肾素和血管紧张素转化酶亦有抑制作用。(Yahara S, et al.Tetra Lett,1989,30(44):6041)

3 降血糖作用

(1)地骨皮水煎剂50克/千克灌胃,对葡萄糖性高血糖和肾上腺素高血糖小鼠有明显的降血糖作用,而对正常空腹小鼠血糖无作用。(柏萍,等.中国中药杂志,1993,18(2):116)

(2)兔灌服地骨皮煎剂,可使正常血糖降低14%,维持7~8小时。(罗厚蔚,等.南京药学院学报,1957,(2):61)

(3)用免疫组织化学方法,对胰岛和胰岛β细胞的形态结构进行观察,结果表明,地骨皮水煎剂对四氧嘧啶糖尿病小鼠胰岛β细胞的形态结构损害有一定的减轻作用。(沈桂月,等.延边医学院学报,1990,13(3):179)

4 降血清胆固醇作用

地骨皮浸膏按每日灌服(生药)10克/千克,连续3星期可使实验性兔血清总胆固醇含量下降36.9%,与对照组相比有显著差异,对三酰甘油含量影响不大。(浙江人民卫生实验院药物研究所.中医药研究参考,1974,6(1):10)

5 抗微生物作用

(1)纸片法抗菌试验表明,地骨皮煎剂对伤寒杆菌、甲型副伤寒杆菌与弗氏痢疾杆菌有较强的抑制作用。(陈炳铜,等.中华医学杂志,1964,50(8):524)

(2)地骨皮煎剂对结核杆菌为低效抑菌药物。(王殿佐,等.山西医药杂志,1976,(3):51)

(3)在胚肾原代单层细胞组织培养上,地骨皮煎剂对流感亚洲甲型京科68-1病毒株有抑制其致细胞病变作用。(中医研究院中药研究所病毒组.新医药学杂志,1973,(12):38)

6 兴奋子宫作用

地骨皮注射液(100%浓度)对未孕大鼠与小鼠的离体子宫有显著兴奋作用,其1毫升约相当于0.054单位(u)垂体后叶素之效力。(山西省卫生局.山西医药,1973,(9):48)

7 升白细胞作用

提取精制的地骨皮多糖,用生理盐水配成1毫克/毫升的浓度,给小鼠腹腔注射0.2毫升/只,连续7天,对环磷酰胺和^{60}Co照射所致的白细胞数降低有明显的升白细胞作用,而对免疫器官的重量和常压耐缺氧作用无明显影响。(王强,等.中药药理与临床,1993,(3):39)

8 对心血管系统的作用

地骨皮的浸剂、酊剂及煎剂对麻醉犬、猫、兔静脉注射均有明显的降压作用外,并伴有心率减慢和呼吸加快,浸剂的作用优于煎剂;反复给药可产生程度不等的快速耐受现象。地骨皮制剂在降压期间,心电图除有心率变慢、T波减低外,无明显变化。(江苏新医学院,中药大辞典,820页)

9 地骨皮的毒理试验

(1)家兔灌服地骨皮煎剂80克/千克或腹腔注射60克/千克,仅见蜷伏不动,3~4小时后恢复;犬灌服120克/千克或腹腔注射30克/千克迅速出现呕吐,四肢无力,蜷伏,2~3天后完全恢复。(南京第一医学院药理教研室,心脏血管学术报告会论文汇编.1959:55)

(2)小鼠灌肠100%注射剂相当于生药262.6克/千克以上,未见死亡。(山西省卫生局.山西医药,1973,(9):48)

(3) 地骨皮煎剂和注射剂腹腔注射对小鼠的LD50分别为12.83克/千克与10.73克/千克。(参考文献同(1)与(2))

(4) 地骨皮酊剂腹腔注射对小鼠的急性与亚急性LD50分别为4.7克/千克与4.1克/千克,说明地骨皮在体内无明显蓄积性。(石琳,等.中国生理科学会学术会议论文摘要汇编(药理).1964:114)

(5)地骨皮制剂(浸剂、酊剂等)中毒剂量可使豚鼠心脏产生房室传导的部分性乃至完全性阻滞。(江苏新医学院,中药大辞典.820页)

【地骨皮的临床应用】

1 高血压病

(1)地骨皮 60 克,水 3 碗,煎至 1 碗,加少量白糖或加猪肉煎煮。隔日 1 剂,服 5 剂为 1 疗程,必要时加服第 2、第 3 疗程。共治 50 例,服药后显效 20 例,有效 27 例,无效 3 例。总有效率 94%。服药 1 疗程后,血压下降,多数维持 2~3 星期,有少数加服第 2~3 疗程,能维持数月或数年。(罗耀明.广东医学,1983,(4):3)

(2)鲜枸杞根皮或全根 60 克(干品 30 克),水煎 2 次分服,连服 30 天为 1 疗程。观察 1~3 期患者 36 例,显效 20 例,有效 5 例,无效 11 例。其中Ⅰ期 3 例全部有效;Ⅲ期疗效最低,有效率 62%。疗效出现时间最快 4 小时,最慢 7 天。全部病例自觉症状均有不同程度的改善。无体位性低血压及其他副作用。(江苏新医学院.中药大辞典.821 页)

2 疮口不愈

新鲜枸杞根皮,洗净后捣烂敷于患处,一般直径 1 厘米的创面用 2 克,每日 1 次,经 2~3 次换药后,坏死的组织就能全部去掉,然后再按外科常规换药,一般直径为 2~3 厘米的创面,半月可痊愈。用上法治疗外伤感染不愈的创面 37 例,蜂窝组织炎切开引流术后不愈的 13 例患者经治疗后,全部完全愈合。(中华护理杂志,1986,(4):封 2)

3 鸡眼、胼胝

地骨庆配红花研末,每用 3~5 克加植物油调成糊状,涂纱布上敷于患处。不可着水或揭开。3 天换药 1 次,每次换药前先用热水洗足并刮去软化角质。治疗期为 3~6 天。痊愈:硬结、斑块消失,患处软化,无遗留痕迹,局部压痛等自觉症状消失。显效:硬结、斑块变软,局部压痛明显好转。好转:为治疗期间症状缓解。无效:连续用药两次以上,皮损症状无改善或改善后复发。结果:经治 79 例鸡眼,痊愈 64 例,占 81%;显效 13 例,占 16.5%;好转 2 例,占 2.5%。15 例胼胝中,痊愈 8 例,占 53.3%;显效 5 例,占 33.3%;好转 1 例,占 6.67%。两者总有效率为 98.9%。(王正惠,等.中华皮肤科杂志,1988,21(2):94)

4 青年扁平疣、掌跖疣、泛发性湿疹

地骨皮制成 10%注射液,每次用 2~3 毫升,加自血 2 毫升,肌肉注射,每周 2 次,10 次为 1 疗程。如未痊愈亦可继续 1 疗程。曾治疗青年扁平疣 7 例,6 例痊愈,1 例好转,皮疹大部消失。泛发性湿疹 12 例,痊愈 9 例,好转 2 例,无效 1 例。有的

经 2~4 次治疗即有明显好转,5~6 次即愈。个别注射后不久感觉轻度头痛及面部潮红。(江苏新医学院.中药大辞典,第 821 页)

5 牙髓炎疼痛

取地骨皮 30 克(1 两)加水 500 毫升,煎至 50 毫升,过滤后以小棉球蘸药液填入已清洁之窝洞内即可。经治 11 例,均有明显止痛效果。有的用药后 1 分钟即止痛。(江苏新医学院.中药大辞典,第 821 页)

6 疟 疾

取新鲜地骨皮 30 克(1 两),茶叶 3 克(1 钱),水煎后于发作前 2~3 小时顿服。试用于 150 例患者,其中 145 例均控制发作,有的服 1 剂即见效。(江苏新医学院.中药大辞典.第 821 页)

【性味】味甘,性寒。

(1)《神农本草经》:"味苦、寒。"

(2)《名医别录》:"大寒。"

(3)《宝庆本草折衷》:"味苦、甘,寒。"

(4)《本草药性大全》:"味苦、平,性寒。"

(5)《品汇精要》:"气薄味厚,阴也。"

(6)《本草纲目》:"味甘、淡,寒。"

【归经】归肺、肾经。

(1)《汤液本草》:"入足少阴经,手少阳经。"

(2)《雷公炮制药性解》:"入肺、肾二经。"

(3)《本草汇言》:"性沉,入手足少阴、足厥阴经。"

【功用主治】清虚热,泻肺火,凉血。主治阴虚劳热,骨蒸盗汗,小儿疳积发热,肺热喘咳,吐血,衄血,尿血,消渴。

(1)《神农本草经》:"主五内邪气,热中,消渴,周痹。""久服坚筋骨,轻身不老。"

(2)《名医别录》:"主风湿,下胸胁气,客热头痛。补内伤大劳嘘吸,坚筋骨,强阴,利大小肠。"

(3)《药性论》:"主治肾家风良。"

(4)《食疗本草》:"去骨热消渴。"

(5)《本草别说》:"治金疮有神验。"

(6)《医学启源》:"解骨蒸肌热,主消渴,风湿痹,坚筋骨。《主治秘要》云:阴,凉血。"

(7)李东垣:"治在表无定之风邪,传尸有汗之骨蒸。"

(8)王好古："泻肾火，降肺中伏火，去胞中火，退热，补正气。"

(9)吴瑞："治上膈吐血；煎汤漱口，止齿血，治骨槽风。"(7~9 条引自《本草纲目》)

(10)《滇南本草》："治肺热劳烧，骨蒸客热。"

(11)《本草纲目》："去下焦肝肾虚热。"

(12)《本草述》："主治虚劳发热，往来寒热，诸见血证、鼻衄、咳嗽血，咳嗽、喘，消瘅，中风，眩晕，痉痫，腰痛，行痹，脚气，水肿，虚烦，悸，健忘，小便不通，赤白浊。"

【配伍应用】

(1)《本草纲目》："常以青蒿佐地骨退热，屡有殊功。"

(2)《得宜本草》："得麦冬、小麦治劳渴。"

(3)《得配本草》："得生地、甘菊，益肝肾阴血；配青蒿，退虚热；得麦冬、小麦，治骨节虚燔；配红花研末，敷足趾鸡眼，作痛作疮；君生地，治带下。"

(4)《本草求原》："同柴胡，治膀胱移热于小肠，口舌糜烂。"

(5)沈文彬《药论》："共秦艽酿酒，走筋骨之挛痛。"

(6)治阴虚火旺，潮热骨蒸者，常与青蒿、银柴胡、鳖甲、知母等清热滋阴之药同用，以清骨中之热而退骨蒸，如《证治准绳》清骨散。

(7)治小儿疳积发热者，初起，常与鳖甲、青蒿、胡黄连等清虚热之药同用，如《医宗金鉴》鳖甲青蒿饮；疳热日久，气血消耗，阴液灼伤者则与炙黄芪、鳖甲、生熟地等益气补血，滋阴之药同用，如《医宗金鉴》鳖甲散。

(8)《小儿药证直诀》泻白散，以地骨皮与桑白皮等同用，使肺热得清，复其肃降之职，能退热平喘。

(9)《疑难急症简方》治尿血，以地骨皮配生地黄、侧柏叶、大小蓟等同用。治诸血热妄行亦佳。

(10)《僧深方》枸杞汤，以地骨皮与石膏、小麦同用，治消渴唇干舌燥者。

(11)《圣济总录》地骨皮饮，以地骨皮与栝楼根、芦根、麦冬等同用，增强清热生津止渴作用。

【用法与用量】

内服：煎汤，9~15 克；大剂量可用至 15~30 克。外用：煎水含漱、淋洗，研末调敷。

【服食宜忌】脾胃虚寒者慎服。

(1)《医学入门》："忌铁。"

(2)《本草汇言》："虚劳火胜，而脾胃薄弱，食少，泄泻者，宜减之。"

(3)《本草备要》："中寒者忌地骨皮。"

(4)《本草正》："假热者勿用。"

(5)《医学衷中参西录》:“肺有风邪作嗽者忌用,其性能敛也。”

【选方】

1 枸杞汤(《千金要方》)

【组成】枸杞根白皮(切)五升、麦门冬二升、小麦三升。

【制法】上三味,以水二升,煮麦熟,药成去渣。

【用法】每服一升,日再。

【功用】清虚热,消烦渴。

【主治】虚劳,口中苦渴,骨节烦热或寒。

2 地骨皮散(《圣济总录》)

【组成】地骨皮 60 克(二两)、柴胡(去苗)30 克(一两)。

【制法】上二味,捣罗为散。

【用法】每服 2 克(二钱匕),用麦门冬(去心)煎汤调下,不计时候。

【功用】清热、凉血。

【主治】热劳。

3 地骨皮汤①(《圣济总录》)

【组成】地骨皮 60 克(二两)、桑根白皮(锉)45 克(一两半)、甘草(炙,锉)、紫苏茎叶各 30 克(一两)。

【制法】上四味,粗捣筛。

【用法】每服 3 克(三钱匕),水一盏,煎至七分,去滓,食后临卧温服。

【功用】清热,平喘。

【主治】肺脏实热,喘促上气,胸膈不利,烦躁鼻干。

4 泻白散(《小儿药证直诀》)

【组成】地骨皮、桑白皮(炒)各 30 克(一两)、甘草(炙)3 克(一钱)。

【制法】上锉散,入粳米一撮,水二小盏,煎七分。

【用法】食前服。

【功用】泻肺,止咳平喘。

【主治】小儿肺盛,气急喘咳。

5 地骨皮饮(《圣济总录》)

【组成】地骨皮(锉)45 克(一两半)、土瓜根(锉)、栝楼根(锉)、芦根(锉)各 45 克(一两半)、麦门冬(去心,焙)60 克(二两)、枣七枚(去核)。

【制法】上六味锉如麻豆。

【用法】每服 4 克(四钱匕),水一盏,煎取八分,去渣,温服。

【功用】清肝肾虚热。

【主治】治消渴日夜饮水不止,小便利。

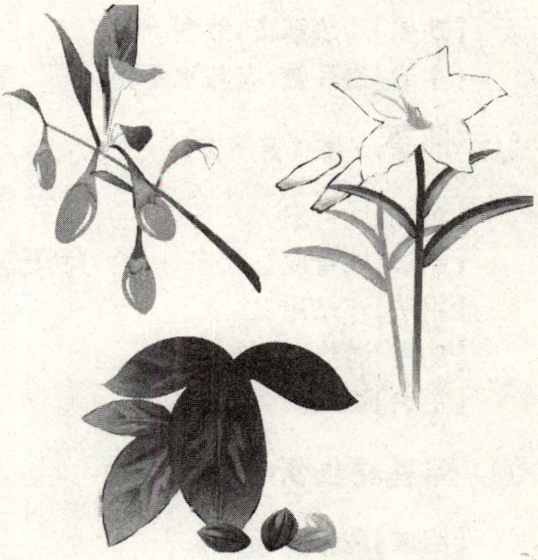

6 地骨皮木通车前饮(《仁术便览》)

【组成】地骨皮 120 克(四两)、木通 30 克(一两)、车前子(研烂)120 克(四两)。

【制法】上三味,用阴阳水各一碗煎,露一宿。

【用法】空心服。

【功用】利湿祛黄。

【主治】黄疸。

【按语】木通用量不宜过大,否则对肾功能有损害。作者用木通量为 5 克~10 克。

7 醋煎地骨皮(《肘后方》)

【组成】枸杞根白发、醋。

【制法】枸杞根白皮醋煎,亦可水煎。

【用法】药液漱口,或服用。

【功用】祛风,止痛。

【主治】风虫牙痛。

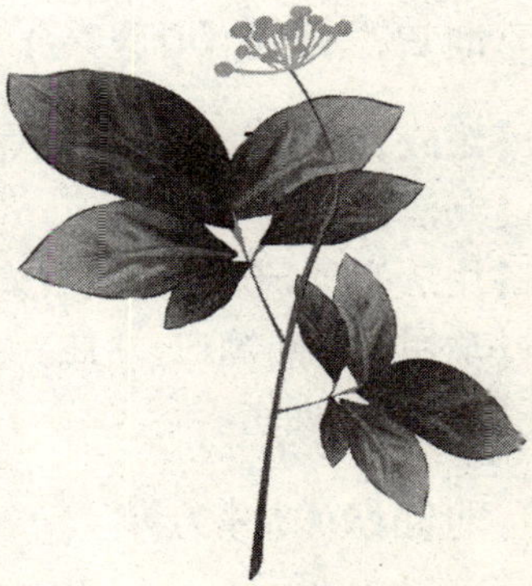

8 愈疸汤(《仙拈集》)

【组成】地骨皮 90 克(三两)、砂仁 30 克(一两)、黑枣 120 克。

【制法】砂仁藏内，分四剂，用水二碗，煎七分，露一宿。
【用法】五更热服，深者三贴必效。
【功用】清热利胆。
【主治】黄疸。

9 地骨皮五倍子散(《圣济总录》)

【组成】地骨皮 15 克(半两)、五倍子 0.3 克(一分)。
【制法】上二味，捣为细末。
【用法】每用少许，渗入耳中。
【功用】清热解毒，敛湿。
【主治】治耳聋，有脓水不止。

10 地骨皮散(《普济方》)

【组成】地骨皮。
【制法】地骨皮去粗皮，以竹刀刮粉，焙干为细末。
【用法】外贴用。
【功用】清热，凉血。
【主治】臁疮。

11 金莲稳步膏(《仁术便览》)

【组成】地骨皮、红花。
【制法】二药共研细。
【用法】于鸡眼痛处敷之，或成脓亦敷，次日结痂好。
【主治】鸡眼。

12 地骨寄奴散(《心医集》)

【组成】地骨皮、刘寄奴各等分。
【制法】二药研为末。
【用法】有水干上，无水香油调敷上。
【功用】清热，凉血，活血。
【主治】汤火伤。

13 地仙散(《本事方》)

【组成】地骨皮(洗，去心)30 克(一两)、防风(去钗股)30 克(一两)、甘草(炙)0.3 克

(一分)。

【制法】研细为末。

【用法】每服 6 克(二钱),水一盏,生姜三片,竹叶七片,煎服。

【功用】清热,生津,除烦。

【主治】骨蒸肌热,解一切虚烦躁。

14 枸杞散(《普济方》)

【组成】枸杞根、枸杞子。

【制法】二味研为散。

【用法】煎服。

【功用】凉血止血。

【主治】吐血,下血。

15 地骨酒(《经验广集》)

【组成】地骨皮。

【制法】酒煎,如若新地骨皮加水捣汁,每盏入酒少许。

【用法】空心温服。

【功用】凉血止血。

【主治】血淋。

16 枸杞汤(《医心方》)

【组成】枸杞根五升(锉皮)、石膏一升、小麦三升。

【制法】上三味切,水煮,麦熟汤成,去滓。

【用法】适寒温用之。

【功用】润燥止渴。

【主治】消渴唇干口燥。

17 地骨皮汤②(《圣济总录》)

【组成】地骨皮(切)1 500 克(三斤)。

【制法】以水三斛,煮取三升,绞去滓,更内盐 60 克(二两),煎取一升。

【用法】洗目。

【功用】清热,凉血。

【主治】时行目暴肿痒痛。

18 地骨皮汤(《兰室秘藏》)

【组成】柴胡 9 克(三钱)、地骨皮 9 克(三钱)。
【制法】水煎。
【用法】饮服。
【功用】清心胃热,清热利尿。
【主治】膀胱移热于小肠,上为口糜,生疮溃烂,心胃壅热,水谷不下。

19 枸杞葵叶煎(《千金方》)

【组成】枸杞根、葵根叶。
【制法】煮汁,煎如糖。
【用法】口服。
【功用】清热,凉血。
【主治】瘭疽著手足、肩背,忽发累累如赤小豆,剥之汁出者。

20 地骨皮散(《经验方》)

【组成】地骨皮、凤眼根皮各等分。
【制法】同炒成微黄色,捣成细末。
【用法】每服 9 克(三钱),空心温酒调服。
【功用】清热,凉血,止血。
【主治】肠风,痔漏,下血不止。
【按语】忌食油腻。

21 枸杞散(《圣济总录》)

【组成】枸杞根、地龙。
【制法】枸杞根旋取新者,刮去浮赤皮,只取第二重薄白皮,暴干捣罗为末,每称 30 克(一两),别入地龙末 3 克(一钱),和匀,先以热齑汁洗煠患处,用药干掺。
【用法】日可三用。
【功用】清热,凉血。
【主治】痔疾。

22 应效散(《外科精义》)

【组成】地骨皮。

【制法】杵为细末。

【用法】每用纸燃蘸纴疮口内，频用自然生肉，更用米饮调6克(二钱)，无时，日进三服。

【主治】气瘘疳疮，多年不愈。

23 枸杞煎(《永类钤方》)

【组成】枸杞根。

【用法】煎水频洗患处。

【主治】妇人阴肿或生疮。

【食疗药膳方】

1 枸杞根酒(《百病家庭饮食疗法大全》)

【组成】枸杞根250克、白酒1 000克。

【制法】枸杞根碾碎装入布袋，浸白酒中密封7日，去渣饮用。酒尽，再添酒，味淡止。

【服法】不拘时饮，每日温服15毫升，渐加至20毫升。

【功用】滋肾养肝。

【主治】脚膝痿弱，体内久积风毒，肩膊胸背疼痛。妇女产后头晕目眩。

2 枸杞根散(《遵生八笺》)

【组成】枸杞根50克、小麦50克。

【制法】用水蒸煮枸杞根取汁，加入小麦浸一夜，晒干研末。

【服法】每日早晚各服3克。

【功用】养性，延年益寿。

【主治】头晕目眩，口燥咽干，五心烦热，精神恍惚，烦躁不安等。

3 枸杞煎方(《养老奉亲书》)

【组成】生枸杞根100克、羊脊骨一具(剉碎)。

【制法】生枸杞根切细，以水五斗煮，取一斗五升澄清，白羊脊骨一具切碎。二者以微火煎取五升，去滓收入瓷合中。

【服法】每服一合与酒一小盏，令暖，每于食前温服。

【主治】老年人频遭重病，虚羸，不可平复。

4 地骨皮露(《全国中药成药处方集》)

【组成】地骨皮 2.4 千克。

【制法】用蒸馏方法制成露 12 千克。

【服法】口服每次 60~120 克。《全国医药产品大全》记述，口服每次 60~100 毫升。日服 2 次。

【功用】清营凉血，透热解肌。

【主治】阴虚内热，骨蒸潮热，五心烦热，口燥咽干，两颧红赤，形体消瘦，盗汗头晕等。

【各家论述】

(1)李杲："四物汤内加地骨皮、牡丹皮，治妇人骨蒸最妙。地骨皮治足少阴、手少阳有汗而骨蒸者。"

(2)《本草纲目》："枸杞之滋益不独子，而根亦不止于退热而已。但根、苗、子之气味稍殊，而主治亦未必无别。盖其苗乃天精，苦甘而凉，上焦心肺客热者宜之；根乃地骨，甘淡而寒，下焦肝肾虚热者宜之，此皆三焦气分之药，所谓热淫于内，泻以甘寒也。至于子则甘平而润，性滋而补，不能退热，止能补肾润肺，生精益气，此乃平补之药，所谓精不足者，补之以味也。分而用之，则各有所主，兼而用之，则一举两得。世人但知用黄芩、黄连苦寒以治上焦之火，黄柏、知母苦寒以治下焦阴火，谓之补阴降火，久服致伤元气，而不知枸杞、地骨，甘寒平补，使精气充而邪火自退之妙，惜哉！予尝以青蒿佐地骨退热，屡有殊功，人所未喻者。"

(3)《本草汇言》："王绍隆云，骨中火热为眚，煎熬真阴，以地中之骨皮，甘寒清润，不泥不滞，非地黄、麦冬同流。"

(4)《本草正》："地骨皮，枸杞根也，南者苦味轻，微有甘辛，北者大苦性劣，入药惟南者为佳。其性辛寒，善入血分，凡不因风寒而热在精髓阴分者最宜。此物凉而不峻，可理虚劳，气轻而辛，故亦清肺。"

(5)《药品化义》："地骨皮，外祛无定虚邪，内除有汗骨蒸，上理头风，中去胸胁气，下利大小肠，通能奏效。入泻白散，清金调气，疗肺热有余咳嗽；同养血药，强阴解肌，调疮痘不足皮焦。以其性大寒，酒煎二两，治湿热黄疸最为神效。牡丹皮去血中热，地骨皮能去气中之热，宜别而用。"

(6)《本草新编》："地骨皮，非黄柏、知母之可比，地骨皮虽入肾而不凉肾，止入肾而凉骨耳，凉肾必至泄肾而伤胃，凉骨反而益肾而生髓，黄柏、知母泄肾伤胃，故断不可多用以取败也，骨皮益肾生髓，断不可少用而图功。欲退阴虚火动，骨蒸劳热之症，用补阴之药，加地骨皮或五钱或一两，始能凉骨中之髓，而去骨中之热也。”

(7)《本草备要》：“朱二允曰，地骨皮能退内潮，人所知也，能退外潮，人实不知。病或风寒散而未尽，作潮往来，非柴、葛所能治，用地骨皮走表又走里之药，消其浮游之邪，服之未愈不愈者，特表明之。”

(8)《要药分剂》：“丹溪云，地骨皮能治风者，肝肾同治也；肝有热则自生风，与外感之风不同，热退则风自息。夫地骨皮本非入肝之药，丹溪云然者，以肝肾同位而同治，骨皮既能退肾家虚热，则龙火不炽，雷火亦平，自能息肝热所生之风，虽不入肝经，而肝风亦并治也。且骨皮入肾、三焦二经之外，不入肝，更不入肺，即肺中伏火亦能降泄，则不必疑于肝风之不能息也。总之，肾药兼治肝，乙癸同源也。肾药兼治肺，金水相涵也。”

(9)《本草述钩元》：“地骨皮，能裕真阴之化源，而不伤元阳，故与苦寒者特殊。凡人真阴中有火，自相蒸烁，而见有汗骨蒸，宜此对待之。须知此味不兼养血，却专以益阴为其功，虽能除热，却不以泻火尽其用，即曰益阴气者，便能泻火，但直以为泻火而用，则此味专以除热，不能治虚矣。”

(10)《藏府药式补正》：“地骨皮，能清骨中之热，泄火下行，以视桑皮，则寒凉又胜一筹。而清肺热，导气火，亦引皮肤水气顺流而下，不嫌燥烈伤津、破耗正气，则与桑皮异曲同工。”“杞根皮苦寒清肃，直入下焦肝肾，能疗骨蒸里热，而气味俱清，尚不至铲灭真阳，损害元气，然终属清泄凉降之品，绝无滋养能力。”

(11)《本草求真》：“地骨皮，虽与丹皮同治骨蒸之剂，但丹皮味辛，能治无汗骨蒸；此属味甘，能治有汗骨蒸。且丹皮原属入血散瘀之品。汗者，血也。无汗而见血瘀，则于辛于寒最宜，若有汗骨蒸而更用以丹皮辛散，不竟使夺汗无血乎？经曰：热淫于内，泻以甘寒，地骨皮是也。按地骨皮入肺降火，入肾凉血、凉骨，凡五内热淫而见肌肉潮热，二便癃闭，胸胁痛楚，与夫于头而见风痛不休，于表而见潮热无定，于肺而见消渴咳嗽不宁，靡不用此解除。”